ACEITE DE COCO

UN REGALO DE LA NATURALEZA

Salud, cosmética y nutrición

JOSEFINA LLARGUÉS

ACEITE DE COCO

UN REGALO DE LA NATURALEZA

Salud, cosmética y nutrición

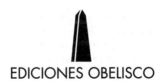

EDICIONES OBELISCO

Si este libro le ha interesado y desea que le mantengamos informado
de nuestras publicaciones, escríbanos indicándonos qué temas son de su interés
(Astrología, Autoayuda, Ciencias Ocultas, Artes Marciales, Naturismo,
Espiritualidad, Tradición...) y gustosamente le complaceremos.

Puede consultar nuestro catálogo en www.edicionesobelisco.com

Colección Salud y Vida natural
ACEITE DE COCO. UN REGALO DE LA NATURALEZA
Josefina Llargués

1.ª edición: julio de 2016

Corrección: *M.ª Jesús Rodríguez*
Diseño de cubierta: *Enrique Iborra*

© 2016, Josefina Llargués
Ilustraciones: Amadeu Casas
(Reservados todos los derechos)
© 2016, Ediciones Obelisco, S. L.
(Reservados los derechos para la presente edición)

Edita: Ediciones Obelisco S. L.
Pere IV, 78 (Edif. Pedro IV) 3.ª planta 5.ª puerta
08005 Barcelona – España
Tel. 93 309 85 25 – Fax 93 309 85 23
E-mail: info@edicionesobelisco.com

ISBN: 978-84-9111-128-3
Depósito Legal: B-12.626-2016

Printed in Spain

Impreso en España en los talleres gráficos de Romanyà/Valls S.A.
Verdaguer, 1 – 08786 Capellades (Barcelona)

Para Amadeu, por aportar magia a mi vida.
Para Pepita y Jaume, por animarme a escribir este libro.

PRÓLOGO

Durante más de 50 años, en el mundo occidental, hemos mirado con recelo a las grasas y las hemos acusado de una gran parte de nuestros problemas cardiovasculares, obesidad, diabetes y ¡cómo no! del cáncer. Los carbohidratos, los azúcares, han supuesto la forma principal de nuestro suministro de energía. Un 55 % de nuestras calorías deberían proceder de esta fuente de nutrientes, según los cánones oficiales, por sólo un 35 % de las grasas. El tiempo, ese juez implacable, nos ha dejado ver las consecuencias desastrosas de este pensamiento «antigrasas»: el número de obesos se ha disparado en los últimos 50 años en los países industrializados y en los que están en vías de desarrollo, que cada vez asumen más nuestro modelo de alimentación, las cifras de obesos son escalofriantes y esto no sólo en los adultos, sino que la obesidad infantil supone hoy uno de los problemas más importantes a los que nos enfrentamos por las consecuencias personales, sociales y por supuesto económicas que esta forma de alimentación, basada en los carbohidratos, provoca. La obesidad genera problemas médicos personales a corto, medio y largo plazo, que serán sufragados con los impuestos de todos. Pero también será una de las causas de enfermedad y con ello de baja laboral, que será cubierta asimismo con los impuestos de los ciudadanos. Si ahora pensamos en el segundo paso tras la obesidad, la diabetes, podemos darnos cuenta del enorme problema que ha desencadenado ese pensamiento «antigrasas» y las carísimas consecuencias que ha traído y traerá.

Este libro nos acerca a un conocimiento que, desde principios del siglo XXI, la comunidad científica ha hecho público: ¡LAS GRASAS SON INOCENTES! Lamentablemente, los destinatarios de ese conocimiento, médicos, enfermeras y nutricionistas, en una gran mayoría, siguen anclados en el siglo pasado, en la cómoda inercia de «lo de siempre», obviando los múltiples estudios que nos llevan al conocimiento de que el gran depredador de la salud son los carbohidratos y el exceso de calorías pero ¡no las grasas! Sí, esos azúcares, tan ricos y adictivos, son los responsables del colesterol, la diabetes, la obesidad, la resistencia insulínica, el hígado graso no alcohólico, sólo por mencionar los más conocidos y... el cáncer. Sobre esto ¡ya no tenemos dudas!

El valor de este libro, en un país en donde si se habla de aceites es para hacerlo del de oliva (excelente, sin duda, mientras no se caliente por encima de 80 ºC), reside en hablar de una grasa saturada. Éstas, que han sido y valga el chiste fácil «el coco de las grasas», y dar a conocer este producto con todas las posibilidades culinarias, terapéuticas y cosméticas, que esta grasa tiene.

La autora tiene en su haber varios libros, alguno dedicado a la didáctica de la comida para padres e hijos, ¡algo fundamental! publicados y premiados, dirigidos al tema que más le preocupa: la alimentación. Se trata, por lo tanto, de alguien que conoce el mundo de la nutrición, lo estudia y, me consta, que en los últimos años ha hecho una importante evolución (este libro es un ejemplo) hacia, lo que para mí, sin lugar a dudas y salvo que la industria no lo permita (tendrá que permitirlo ya que no habrá, en caso contrario, recursos para mantener la cobertura médica social), será la alimentación del futuro si queremos tener salud: una dieta rica en grasas y pobre en carbohidratos.

La manera como se ha planteado el libro, junto a los datos científicos e históricos, bien documentados, con toda una serie de apartados que nos muestran las innumerables posibilidades de la grasa de coco, cómo hacer uso de esas opciones y, para mí lo más importante, nos enseña cómo poder llevar a cabo las diferentes aplicaciones de esta grasa, permite al lector disponer de múltiples medios para cubrir necesidades, tanto culinarias como de salud o belleza, de manera fácil, económica y autónoma.

En definitiva, éste es un libro para tenerlo en la cabecera de la cama o en la cocina. En cualquier caso, en un lugar cercano y accesible para poder consultarlo con frecuencia.

Cardedeu, la primavera de 2016
Dr. Santos Martín

INTRODUCCIÓN

Probablemente hayas soñado en alguna ocasión con viajar a una playa desierta repleta de majestuosas palmas cocoteras bailando al son del viento y meciéndose con la brisa marina. Una imagen de gran belleza, sin duda, pero el cocotero es mucho más que un árbol bello, es el «Árbol de la Vida», el «Árbol del Cielo»; nombres con los que le bautizaron los nativos de los países donde crece y con los que se le elogiaba en escrituras védicas, por su íntima relación con la humanidad a lo largo de la historia, tanto por sus valores nutricionales y medicinales, como por la gran cantidad de usos que esta maravillosa palma ofrece a los habitantes de las tierras donde se desarrolla y cultiva.

El coco (*Cocos nucifera L.*), de la familia Arecaceace, una fruta esencial en la dieta tradicional de la población de muchas zonas del planeta, ha alimentado a millones de personas durante generaciones. Desde tiempo inmemorial, la medicina tradicional de diferentes culturas ha empleado el coco en su gastronomía, en distintos ámbitos de la vida diaria y en el tratamiento de una amplia variedad de afecciones: *abscesos, asma, alopecia, bronquitis, contusiones, quemaduras, resfriados, estreñimiento, tos, gota, disentería, dolor de oído, fiebre, gripe, gingivitis, gonorrea, menstruación irregular o dolorosa, ictericia, cálculos renales, piojos, desnutrición, náuseas, erupción cutánea, sarna, escorbuto, infecciones de la piel, dolor de garganta, hinchazón, dolor de muelas, tuberculosis, tumores, fiebre tifoidea, úlceras, dolor de estómago, quemaduras, debilidad, desparasitación, cicatrización de heridas...*

A pesar de sus múltiples y contrastadas propiedades terapéuticas y de la creciente evidencia científica acerca de una menor incidencia de enfermedades cardiovasculares y otras patologías propias de las sociedades modernas, en las poblaciones que utilizan el aceite de coco (AC) como principal fuente de grasa, este aceite vegetal ha estado desprestigiado hasta hace poco en Occidente por su elevado contenido en grasas saturadas, que representan más de un 90 % de su composición.

En la actualidad el AC se considera un «alimento funcional», un «superalimento»; una inyección de salud para todas aquellas personas interesadas en un modo de vida más natural. La reciente investigación y el uso tradicional durante generaciones del AC han puesto de manifiesto que sus grasas son altamente beneficiosas para el organismo, al ser en su mayoría ácidos grasos de cadena media (AGCM), especialmente ácido láurico, presente también en menor proporción en la leche materna, que se metabolizan de forma diferente a las grasas saturadas de carnes o lácteos. Los AGCM no se almacenan en forma de grasa en el organismo. Pasan directamente al hígado desde el tracto digestivo, donde se utilizan como fuente inmediata de energía o se convierten en cuerpos cetónicos, que órganos como el corazón o el cerebro pueden utilizar como combustible.

Estudios científicos realizados en los últimos años muestran, asimismo, que el AC es un gran aliado en la prevención y el tratamiento de la obesidad, colesterol o hipertensión; factores de riesgo asociados al desarrollo de enfermedades cardiovasculares, demencia o diabetes tipo II.

El AC es un verdadero regalo de la naturaleza. Sus cualidades gastronómicas, su utilización como una alternativa 100 % natural, ecológica y libre de tóxicos a los cosméticos y productos de higiene personal convencionales y la creciente investigación acerca de sus magníficas propiedades terapéuticas, han suscitado gran interés en Occidente en los últimos años, tanto por parte de la comunidad científica como por un amplio sector de la población, que explora alternativas más saludables para un cuidado holístico de su salud.

El libro que tienes entre las manos no pretende sustituir el consejo de un médico o terapeuta cualificado. Su principal objetivo es animarte a descubrir los múltiples beneficios del AC en la salud, en base a la revisión de la actual literatura científica consultada; iniciarte en su aplicación en cosmética e higiene diaria, mediante la elaboración de fórmulas caseras, sencillas y sin complicaciones, así como ofrecerte sugerencias que te permitan incorporarlo en tu dieta diaria, junto con otras grasas y alimentos saludables.

Espero y deseo que disfrutes de este pequeño tesoro que, como tantos otros, la madre naturaleza nos regala con su inmensa generosidad.

Josefina Llargués

I

COCOTERO

(Cocos nucifera)

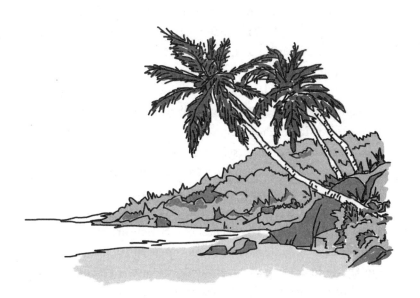

Origen y cultivo

La historia de la dispersión y el cultivo del coco *(Cocos nucifera L.)* está intrínsecamente ligada a la vida humana en los trópicos. Como fuente portátil de comida y agua, jugó un papel crucial en las migraciones humanas y en el desarrollo de la civilización a través de los trópicos húmedos. El cocotero es muy importante en las islas del Pacífico, donde a falta de otros recursos, provee a la población de alimento, bebida, aceite, medicina, fibra, madera, paja, combustible y utensilios domésticos. No en vano se le considera el «Árbol de la vida» o el «Árbol del cielo».

La interacción a lo largo de la historia entre el coco y los humanos ha moldeado tanto su distribución geográfica como su diversidad fenotípica. El fruto del coco está adaptado por naturaleza a la dispersión por las corrientes marinas. Sus orígenes se sitúan en la región Indomalaya, desde donde se propagó a los trópicos y, aunque la forma de diseminación por el mundo es todavía incierta, las teorías asociadas a su distribución en zonas pobladas por el hombre son las más aceptadas. Con la llegada de los europeos al Pacífico en el siglo XIX, se inició su comercialización y el aceite de coco (AC) fue el primer aceite vegetal presente en el comercio mundial.

Su demanda desencadenó la creación de extensas plantaciones de cocoteros en las colonias europeas de todo el mundo. Los registros muestran que en Estados Unidos el AC, junto con los lácteos y grasas animales, fue una de las fuentes de grasa más importantes de la dieta de la población. Después de la II Guerra Mundial, sin embargo, con la aparición de otros aceites vegetales considerados más saludables, como el de soja, girasol, canola o maní, el AC perdió prestigio.

Más de doce millones de hectáreas de coco se cultivan en cerca de noventa países tropicales. India es el tercer país productor de coco, después de Indonesia y Filipinas. En la actualidad, el coco y sus derivados están recuperando su prestigio en Occidente, pero mientras que los nativos de las zonas donde se cultiva le dan un amplio y variado abanico de usos, la demanda occidental se centra tan sólo en algunos de los productos que una cosecha puede producir.

Requerimientos de suelo y clima

El cocotero se adapta perfectamente al clima tropical; no tolera las heladas, inundaciones o sequías extremas. Los climas cálidos y húmedos son los más favorables para su cultivo. Una temperatura media anual de 27 °C, las precipitaciones distribuidas uniformemente y una humedad relativa por encima del 60 % proporcionan las condiciones climáticas óptimas para su buen rendimiento y correcto desarrollo.

Es un árbol heliófilo, que requiere una insolación de 2.000 horas anuales, con un mínimo de 120 horas mensuales. Los vientos suaves o moderados favorecen su cultivo. Sequías y vientos fuertes, por el contrario, generan un déficit hídrico perjudicial para la planta, especialmente para los cocoteros enanos con menor resistencia de tronco y raíces.

El cocotero se adapta a la perfección a los suelos de planicie costera y de capa freática salina y, aunque su presencia se asocia a terrenos arenosos a orillas del mar o a tierras cercanas al nivel del mar, se cultiva también en una amplia variedad de suelos, localizándose en grandes plantaciones del interior en determinados países.

Variedades

Existe una amplia variedad de cocoteros, pero se reconocen tres grandes grupos:

— **Gigante o Alto del Pacífico:** Consumido como fruta fresca y utilizado para la producción de aceite. Tiene un elevado contenido de agua, aunque de escaso dulzor. La polinización es cruzada y origina una amplia diversidad de tipos. La planta es robusta, el fruto es grande y rico en copra. Esta variedad es sensible a la enfermedad conocida como *Amarillamiento Letal del Cocotero*.

Las variedades gigantes más cultivadas son: Gigante de Malasia, Gigante de Renell de Tahití, Gigante del Oeste Africano de Costa de Marfil, Alto de Jamaica, Alto de Panamá, Indio de Ceilán, Java Alta, Laguna o Alto de Sudán.

— **Enano:** Existen básicamente tres tipos diferenciados por el color del fruto, amarillo, verde y rojo o dorado, que corresponden respectivamente a las variedades Amarillo de Malasia, Verde de Brasil y Naranja Enana de la India. A diferencia de los tipos gigantes o altos, en los cocoteros enanos, la autofecundación es superior al 94 %. Por su excelente sabor, se emplea en la producción de agua para consumo de bebidas envasadas. Es más resistente a enfermedades que el Gigante o Alto del Pacífico y, aunque el tamaño del fruto es mejor, la calidad de la copra resulta inferior.

— **Híbrido:** Producto del cruce de las variedades anteriores. Los usos de los híbridos son múltiples y ofrecen frutos de tamaño mediano o grande, buen sabor del agua y rendimiento de la copra, así como resistencia a enfermedades.

II

CONSUMIR
ACEITE DE COCO

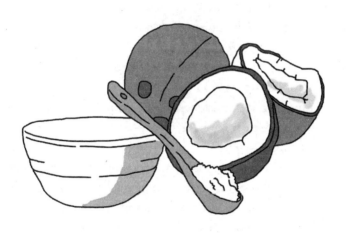

Consumo responsable

La oferta del coco está liderada por los países asiáticos. Según datos de la FAO, los tres principales productores son Indonesia, Filipinas e India, que aportan alrededor del 72 % de la producción total mundial, seguidos de Brasil, Sri Lanka, Tailandia, Vietnam, México, Papúa Nueva Guinea, Malasia, Argentina y Birmania.

El coco representa una importante fuente de comida, bebida, refugio y sustento para las familias con menos recursos y la sostenibilidad de su entorno. Su cultivo estabiliza los sistemas agrícolas, especialmente en ambientes frágiles como pequeñas islas, atolones o zonas costeras, y genera los ingresos necesarios para la subsistencia de los pequeños productores, así como empleo e ingresos en divisas, fruto de su exportación a otros países.

A pesar del enorme potencial del cultivo del coco, los pequeños agricultores han vivido tradicionalmente marginados y, en su mayoría, por debajo del umbral de pobreza. De los más de doce millones de hectáreas cultivadas de cocoteros en todo el mundo, gran parte de los campesinos disponen de menos de cuatro hectáreas. La mayoría de ellos no son propietarios de la tierra que trabajan, carecen de recursos económicos y, por tanto, no tienen acceso a los créditos necesarios para invertir en nuevas tecnologías que mejoren los sistemas de producción. Así, a pesar de la importancia del cultivo del coco en las economías de muchos países pobres, los agricultores más modestos no tienen voz para influir en las políticas de los gobiernos o en las prácticas del sector privado.

En algunas comunidades, sin embargo, gracias a las crecientes iniciativas de comercio justo, los campesinos disponen ahora de los recursos y del apoyo social, legal, político y financiero necesarios, para gozar de una vida digna para ellos y sus familias.

Antes de adquirir este pequeño tesoro de la naturaleza deberíamos preguntarnos, pues, acerca de su procedencia, de la situación en la que viven los agricultores de los países productores y del impacto medioambiental asociado a su creciente demanda. En definitiva, practicar un consumo responsable, tanto para los productos de temporada y proximidad, que deberían ser los principales protagonistas de nuestra despensa, como para los alimentos procedentes de otras culturas.

El cultivo del cocotero y el medio ambiente

El impacto negativo para el medio ambiente de la industria del coco está íntimamente relacionado con las plantaciones de cocoteros. En la actualidad, el monocultivo del árbol se ha convertido en un problema en determinadas áreas. A medida que los cocoteros envejecen y decrece su fertilidad, los agricultores incrementan la plantación de árboles para mantener un nivel de producción constante y atender la creciente demanda del mercado. Esta actuación comporta el reemplazo de plantas nativas por palma cocotera y, en muchos casos, el empleo de fertilizantes químicos para aumentar la cosecha, con la consiguiente contaminación de la tierra y el agua y el impacto perjudicial para la biodiversidad de la zona y la salud de la población.

Como consumidores, podemos sacar provecho de los múltiples beneficios del aceite de coco, teniendo en cuenta algunos sencillos consejos:

1. Compra únicamente aceite de coco virgen extra ecológico (ACVEE), para garantizar que la ecología local y las personas no estén expuestas a los fertilizantes químicos ni a los pesticidas.

2. Consume ACVEE con certificación de Comercio Justo; indispensable para asegurar un salario justo para los agricultores y que en sus métodos de cultivo tengan en cuenta la sostenibilidad medioambiental. Si los agricultores pueden vivir con dignidad de su trabajo, no se verán obligados a utilizar monocultivos que destruyan y pongan en riesgo la biodiversidad local.

3. Asegúrate de que tus valores éticos están en sintonía con las prácticas comerciales de la marca en la que depositas tu confianza como consumidor.

El ACVEE es una bendición por su amplia variedad de usos y beneficios. Sólo debes tener en cuenta que tu decisión de compra afecte lo menos posible a la salud del planeta y a la de sus habitantes.

La naturaleza no nos necesita. Nosotros a ella, sí.

Preguntas frecuentes

Tipos de aceite de coco (AC)

☑ No todos los AC son iguales, algunos son mejores que otros, como sucede con el aceite de oliva u otros aceites vegetales. Cuanto más procesado esté un aceite, menos beneficios tendrá para la salud.

— **AC RBD:** El aceite de coco refinado se obtiene de la copra (carne de coco desecada). En los países productores se le conoce generalmente como AC RBD (refinado, blanqueado, desodorizado). En el proceso de blanqueado el AC se filtra para eliminar impurezas, mediante arcillas de blanqueo. Una vez completado el filtrado, se calienta a altas temperaturas para desodorizarlo. En este punto, pierde el delicado aroma tropical que le caracteriza. En general, cuando no se da ninguna otra descripción y se utiliza sólo el término AC, se trata de AC RBD. No tiene la calidad nutricional ni las propiedades medicinales del ACV o ACVEE, pero es comestible.

— **AC hidrogenado:** Las grasas hidrogenadas no existen en la naturaleza. La hidrogenación es un proceso químico mediante el cual se transforma el aceite vegetal en una grasa sólida, a partir de la adición de hidrógeno a alta presión, elevada temperatura y en presencia de un catalizador. Durante el proceso, el aceite vegetal, en este caso el AC, cambia su estructura natural por una artificial tipo «trans». Este tipo de grasa genera elevados niveles de inflamación en el organismo, es perjudicial a nivel cardiovascular y un consumo elevado se relaciona con ciertos tipos de cáncer. No deberíamos consumirlo.

— **AC líquido:** Altamente refinado, mantiene su estado incluso en el refrigerador. Se trata de un AC al que se le ha extraído el ácido láurico, que le confiere sus magníficas propiedades, por lo que tampoco es aconsejable su consumo o uso tópico.

— **Aceite de coco virgen (ACV):** debería ser el de primera elección, tanto para uso interno como externo, idealmente aceite de coco virgen extra ecológico (ACVEE) y de Comercio Justo.

☑ Por qué consumir aceite de coco virgen (ACV)

Según la definición de la Asian and Pacific Coconut Community (APCC):

«El ACV se obtiene de la pulpa fresca y madura (12 meses después de la polinización) del coco *(Cocos nucifera L)*, por medios mecánicos o naturales, con o sin la aplicación del calor, que no altera la naturaleza del aceite. El ACV no ha sufrido refinado químico, blanqueado o desodorizado alguno. Puede consumirse en su estado natural sin la necesidad de procesamiento adicional. Está compuesto, principalmente, por ácidos grasos de cadena media (AGCM), resistentes a la peroxidación. Los ácidos grasos del ACV son diferentes a los de las grasas animales, que contienen principalmente ácidos grasos de cadena larga (AGCL). El ACV no tiene color, está libre de sedimentos y desprende un agradable aroma a coco fresco. Está libre de sabor u olor rancios».

Aunque la APCC no hace en su definición alusión alguna al aceite de coco virgen extra ecológico (ACVEE), al que me referiré a partir de ahora a lo largo del libro, teniendo en cuenta que uno de los objetivos de dicho organismo es promover el cultivo orgánico, es obvio que se refiere a este tipo de aceite.

El ACVEE, a ser posible de Comercio Justo, información que debe quedar reflejada en la etiqueta, es 100 % puro y natural, sin aditivos artificiales. No ha sido refinado, desodorizado, blanqueado, ni hidrogenado. Se prensa en frío o a una temperatura inferior a los 38 ºC; presenta un contenido vitamínico, mineral y antioxidante superior, así como niveles más altos de polifenoles y AGCM, especialmente láurico y caprílico, y un aroma y sabor extraordinarios. Además de su uso a nivel culinario, es ideal para utilizar en crudo, tomando directamente una cucharadita. Debería ser el de primera elección para tratamientos a nivel interno.

☑ **Conservación**

El ACVEE es un alimento de larga duración. No precisa refrigeración. Se conserva perfectamente durante dos años, incluso más. Hasta los 24 ºC presenta un aspecto sólido, por encima de esa temperatura se vuelve líquido, pero sus propiedades no se ven modificadas. Sin embargo, si prefieres una textura más densa, en épocas más cálidas puedes guardarlo en el frigorífico.

☑ Precio

En el mercado encontrarás ACVEE de distintos precios, pero no con la misma garantía de calidad. El precio dependerá también de la marca comercial y de la cantidad contenida en el envase (no mires sólo el precio final en la etiqueta, sino el precio por kilo). Sin embargo, teniendo en cuenta que el ACVEE es un todoterreno que puedes utilizar en la salud, cosmética y nutrición y que te permitirá eliminar la mayor parte de cosméticos que empleas actualmente, te garantizo que aun comprándolo de la mejor calidad ahorrarás dinero.

☑ Dónde comprarlo

En tu tienda de dietética habitual, supermercados especializados que tengan un lineal de productos naturales, por internet... Como he comentado en el apartado «Consumo responsable», mi consejo es que antes de elegir la marca, investigues un poco acerca de la filosofía de la empresa.

☑ Contenido en ácidos grasos

El ACVEE contiene alrededor del 94 % de grasas saturadas, de las cuales entre 57-60 % son AGCM, que se absorben directamente sin necesidad de enzimas digestivas. No se almacenan como grasa y se metabolizan en el hígado en cetonas, que la mayoría de las células del organismo pueden utilizar como fuente de energía. No contiene colesterol, ni grasas «trans». Alrededor del 5 % de sus grasas son monoinsaturadas y un 1 % poliinsaturadas. No contiene ácidos grasos omega-3, motivo por el cual, además de consumir verduras de hoja verde oscuro, deberás complementar tu dieta con alimentos ricos en omega-3, especialmente pescado azul pequeño o salmón salvaje (si consumes proteína animal), algas, semillas o aceite de lino, nueces, semillas de Chía...

El ácido láurico es un AGCM que en el ACVEE se encuentra en una proporción del 45-56 %. La investigación evidencia que el ácido láurico, uno de los componentes de la leche materna, goza de propiedades antivíricas, antifúngicas y antimicrobianas y puede inhibir el crecimiento de ciertas bacterias, hongos, levaduras, virus y protozoos.

Según datos de la APCC, en su composición el ACVEE, contiene además, entre un 16-21 % ácido mirístico, 4-10 % ácido caprílico, 4-8 % ácido cáprico, 0,10-0,95 % ácido caproico, 7,5-10,2 % ácido palmítico, 2-4 % ácido esteárico, 4,5-10 % ácido oleico y 0,7-2,5 % ácido linoleico.

☑ Quién debería tomarlo

Cualquier persona sana o con problemas de salud, incluso los niños, puede beneficiarse de las propiedades del ACVEE. Las personas que siguen una dieta cetogénica o baja en carbohidratos deberían incluirlo en su alimentación como fuente de energía en mayor cantidad. El ACVEE es también una excelente sustituto de la mantequilla, especialmente en dietas veganas.

☑ Cuál es la cantidad ideal y cómo ingerirlo

En condiciones normales y ausencia de enfermedad, en el último apartado del libro encontrarás recetas que te permitirán incluirlo en tu dieta. Si lo prefieres, también puedes consumir directamente una o dos cucharaditas de postre diarias, solas o en el transcurso de alguna de las comidas.

El ACVEE no tiene ninguna contraindicación, excepto en caso de alergia, y los más pequeños de la casa pueden beneficiarse también de sus múltiples propiedades. Podemos incorporarlo a alguno de los platos que cocinemos, untarlo en el pan en lugar de mantequilla y espolvorearlo con virutas de cacao, semillas de sésamo…

En caso de dietas concretas o si la enfermedad requiere una ingesta elevada, mi recomendación es consultar con un profesional de la salud que paute una dosificación correcta. Es importante tener en cuenta que si la persona ingiere gran cantidad de ACVEE demasiado rápido, puede experimentar molestias digestivas, dolor estomacal o diarrea; trastornos pasajeros incómodos que no revisten gravedad alguna, pero que pueden prevenirse. Para ello, la mejor opción es consumir el ACVEE junto con la comida o utilizarlo para cocinar y empezar con una cucharadita de postre por comida, aumentando la cantidad progresivamente, hasta que el cuerpo se acostumbre.

☑ El ACVEE no aumenta el colesterol

El ACVEE es muy rico en grasas saturadas, pero no contiene colesterol. El AC hidrogenado, en cambio, al estar saturado de forma artificial, sí puede aumentar los niveles de colesterol en sangre y favorecer el desarrollo de determinadas patologías.

La investigación evidencia que el ACVEE mejora el nivel de colesterol HDL *(High density lipoproteins)* y disminuye el de colesterol LDL *(Low density lipoproteins)*. Lo que sí puede observarse en una analítica es un incremento del colesterol total, como consecuencia de un aumento del HDL.

III

ACEITE DE COCO
EN LA SALUD

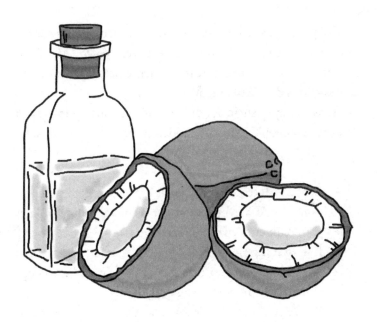

La sabiduría popular y la investigación de los últimos años atribuyen al aceite de coco numerosos beneficios para la salud, siendo los más destacables:

— Tonifica el sistema inmunológico
— Proporciona una fuente inmediata de energía
— Promueve la salud cardiovascular, cerebral y digestiva
— Regula el funcionamiento de la glándula tiroides
— Activa el metabolismo y favorece un peso saludable
— Actúa como un excelente dermocosmético

Como se ha comentado anteriormente, deberíamos consumir siempre aceite de coco virgen extra ecológico (ACVEE), a ser posible de Comercio Justo; la fuente natural más rica en ácidos grasos de cadena media (AGCM).

Éstas son las principales diferencias entre los ácidos grasos de cadena larga (AGCL) contenidos en otros aceites vegetales y los AGCM presentes en el ACVEE:

— Los AGCL requieren enzimas específicas para su digestión. Los AGCM penetran en las membranas celulares y no requieren enzimas específicas.
— Los AGCL, en general, cuestan más de digerir. Los AGCM son mucho más fáciles de asimilar, favorecen el metabolismo y el peso saludable.
— Los AGCL si no se queman se almacenan en el organismo en forma de grasa. Los AGCM, en cambio, se utilizan como fuente de energía inmediata.

En las siguientes páginas, a raíz de la literatura científica consultada y de los resultados de dichas investigaciones, se comentan algunas de las principales patologías o trastornos que afectan a las sociedades industrializadas y los beneficios que el consumo de ACVEE pueden aportar.

Subrayar que la incorporación del ACVEE en la dieta debe ser un complemento a una alimentación saludable. No debemos olvidar que las enfermedades propias de las sociedades modernas son, en gran parte, fruto del abandono de la dieta tradicional en favor de una excesiva ingesta de proteína animal y productos cárnicos procesados, un elevado consumo de grasas hidrogenadas, azúcares y carbohidratos, especialmente refinados, así como una alimentación basada en cientos de productos que abarrotan los lineales de los supermercados, con engañosa apariencia de alimento.

Si a los hábitos alimentarios actuales, sumamos el estilo de vida antinatural de un mundo globalizado, los tóxicos ambientales que contaminan el aire que respiramos y los químicos que, a través de los cosméticos, aplicamos diariamente en nuestra piel, a nadie debería asombrar la alarmante incidencia de determinadas enfermedades que azotan a la población de las sociedades del bienestar.

Alzhéimer y enfermedades neurológicas

A principios del siglo xx, el Dr. Alois Alzheimer, psiquiatra y neurólogo alemán, describió por vez primera los síntomas de lo que más tarde se conocería como enfermedad de Alzheimer.

Un siglo después de las investigaciones del Dr. Alzheimer, datos de la Organización Mundial de la Salud (OMS) muestran que en la actualidad la demencia afecta a 47,5 millones de personas a nivel mundial y se registran cada año 7,7 millones de nuevos casos. Dicho organismo prevé que el número total de personas con demencia en el mundo pasará de 75,6 millones en 2030 a 135,5 millones en 2050.

El alzhéimer es la más común de las demencias. Según datos de la Alzheimer's Association, esta enfermedad degenerativa del cerebro afecta a entre un 60-80 % de las personas diagnosticadas de demencia y, aunque la investigación avanza, no existe en la actualidad ningún fármaco o tratamiento capaz de curar o revertir la progresiva evolución de la enfermedad, que puede iniciarse una o más décadas antes de que los síntomas sean evidentes.

En las personas afectadas de alzhéimer, las células nerviosas (neuronas) de las zonas del cerebro responsables de la función cognitiva están dañadas y no funcionan normalmente y, aunque el riesgo de sufrir alzhéimer aumenta con la edad, no forma parte del proceso fisiológico de envejecimiento; es una enfermedad que roba a quien la padece memorias, recuerdos, relaciones personales, la habilidad de cuidar de sí mismo, su propia personalidad... El cerebro de los enfermos de alzhéimer es claramente distinto del de las personas que envejecen de forma natural.

La ciencia desconoce cuáles son las causas de esta dramática incidencia de alzhéimer en las últimas décadas, especialmente entre la población de los países industrializados. El primer factor desencadenante que viene a la mente es la dieta desnaturalizada, el aire que respiramos y el ajetreado estilo de vida que nos caracteriza.

Desde los años setenta, la grasa contenida de forma natural en los alimentos de verdad, no en los procesados, ha desaparecido prácticamente de nuestra alimentación. Una avalancha de productos *light*, grasas hidrogenadas, alimentos descremados o desnatados... ha reemplazado la dieta tradicional. Nos hemos convertido en una población con déficit de grasas saludables y superávit de obesidad, demencia, hipertensión, trastornos cardiovasculares, cáncer, diabetes..., enfermedades propias de las culturas teóricamente avanzadas, que centran su alimentación en dietas altas en calorías vacías y pobres en nutrientes.

El colesterol es indispensable para la vida. El cuerpo necesita colesterol para fabricar hormonas, ácidos biliares, vitamina D y otras sustancias vitales. La membrana celular y la envoltura que rodea las células nerviosas está compuesta de grasa y colesterol. El 70 % de nuestro cerebro está también formado por grasa y colesterol y, aunque representa tan sólo un 2 % de nuestra masa corporal, contiene hasta el 25 % del colesterol total del organismo.

Una baja ingesta de colesterol y grasas saludables tiene un efecto directo sobre la salud de cada una de las células de nuestro organismo, principalmente las neuronas (las células del cerebro; alrededor de 100 mil millones de neuronas y 10 veces más de células gliales; soporte de las neuronas). La grasa es, pues, un elemento esencial para su correcto funcionamiento y el tipo de grasa que consumimos, por tanto, ejercerá una influencia notoria en nuestra salud mental.

La glucosa, un monosacárido también vital para el cerebro, es la encargada de suministrarle energía. Las personas con alzhéimer, sin embargo, según se desprende de un estudio realizado en 2005 por la Brown University Medical School, presentan niveles de insulina a nivel cerebral más bajos de lo normal, así como una disminución de la capacidad de esta hormona secretada por el páncreas para introducir la glucosa en el interior de las células (resistencia a la insulina), con lo que las neuronas mueren literalmente de hambre.

Los investigadores que participaron en el estudio describieron el fenómeno como diabetes tipo III del cerebro, y señalaron en sus conclusiones que este tipo de diabetes no es sólo el resultado final de la deficiencia o resistencia a la insulina, sino que va asociada a unos significativos niveles de inflamación, estrés oxidativo, daño en el ADN y disfunción mitocondrial, que exacerban la resistencia a la insulina y favorecen la progresiva atrofia y degeneración cerebral, al privar al cerebro de la energía necesaria para el correcto funcionamiento neuronal.

Las cetonas, sin embargo, no necesitan insulina para entrar en las células del cerebro, pero las dietas contemporáneas, repletas de azúcar y carbohidratos refinados y exiguas en grasas saludables, generan bajos niveles de cetonas y no pueden abastecer la demanda energética de las células cerebrales en caso de alzhéimer. Si las neuronas tuvieran acceso a las cetonas, quizá se mantendrían vivas y seguirían funcionando.

Todos los mamíferos generan cetonas al quemar su propia grasa almacenada, cuando la glucosa que suministra la alimentación no está disponible o lo está en poca cantidad. Esta habilidad del organismo, funcionar sin depender totalmente de la glucosa, posibilita que el cerebro pueda utilizar los cuerpos cetónicos como principal fuente de energía durante períodos de hambruna. Como resultado de esta adaptación evolutiva, durante los períodos de extrema escasez, las personas con una salud y peso normales pueden sobrevivir y mantener tanto la función cognitiva como muscular durante un tiempo.

La aportación de la investigación en este sentido es que la inanición de las células del cerebro en los pacientes con alzhéimer es similar a la deficiencia de glucosa en épocas de escasez de alimentos. En ambas situaciones, las neuronas no disponen de suficiente glucosa y las cetonas ofrecen a las células cerebrales la oportunidad de sobrevivir.

Numerosos estudios científicos evidencian la influencia positiva del aceite de coco virgen extra ecológico (ACVEE) a nivel cognitivo en pacientes con alzhéimer, que observan un considerable grado de mejoría que varía en función del sexo, grado de demencia y presencia o ausencia de diabetes.

A diferencia de los ácidos grasos de cadena larga (AGCL) que consumimos en la dieta, el ACVEE contiene un elevado porcentaje de ácidos grasos de cadena media (AGCM), llamados también triglicéridos de cadena media (TCM), que el cuerpo digiere de forma distinta al resto de grasas. Mientras que la grasa procedente de los AGCL se mezcla con la bilis liberada por la vesícula biliar antes de ser descompuesta en el sistema digestivo, los AGCM pasan directamente al hígado, donde se convierten en cetonas que llegan al cerebro a través del torrente sanguíneo y que las neuronas pueden utilizar como combustible alternativo. La hipercetonemia permite, pues, que haya cetonas en circulación en el organismo, que el cerebro es capaz de aprovechar para obtener energía en ausencia de glucosa o incluso en su presencia. Produce, además, un aumento sustancial de flujo sanguíneo a nivel cerebral, que parece reducir la disfunción cognitiva asociada a la hipoglucemia (bajo nivel de azúcar en sangre).

Una dieta baja en carbohidratos, especialmente refinados, y rica en AGCM, como los contenidos en el ACVEE, favorece la formación de cuerpos cetónicos en el organismo y, aunque no revierte la enfermedad, según los estudios científicos consultados, sí mejora la calidad de vida del enfermo y el deterioro cognitivo es más lento, al prolongar la supervivencia de las neuronas gracias a la utilización de las cetonas como fuente de energía alternativa.

La Dra. Newport ha podido comprobar personalmente la acción positiva del ACVEE en su marido que, a los 53 años de edad, empezó a mostrar signos de una progresiva demencia, que más tarde sería diagnosticada de alzhéimer. Fruto de su propia experiencia, la Dra. Newport estima que la ingesta de aproximadamente 35 ml de ACVEE al día brinda al organismo unos 20 g de AGCM. En su opinión, cantidad suficiente para tratar o prevenir las enfermedades neurológicas degenerativas.

La Dra. Newport sugiere, asimismo, que las personas que padecen la enfermedad de Parkinson, esclerosis múltiple, enfermedad de Huntington o esclerosis lateral amiotrófica (ELA) presentan un defecto similar en la absorción de la glucosa que las aquejadas de alzhéimer, pero en distintas zonas del cerebro o de la médula, y podrían beneficiarse también de los AGCM contenidos en el ACVEE.

La vejez es asimismo una etapa de la vida en la que los beneficios de los AGCM del ACVEE parecen indiscutibles, ya que con la edad se produce un declive cognitivo asociado al envejecimiento fisiológico, que comporta una menor eficiencia del cerebro para procesar y utilizar la glucosa. Estudios sobre el deterioro cognitivo asociado a la edad han mostrado una sustancial mejora en las capacidades de los participantes para concentrarse y recuperar la memoria.

Recordar que el ACVEE, igual que la mayoría de aceites vegetales, no contiene omega-3, razón por la cual su consumo debe complementarse con pescado azul de pesca extractiva, si la persona no es vegetariana; con aceite o semillas de lino, nueces, algas…, así como otras fuentes de grasas saludables como el aceite de oliva virgen extra, mejor ecológico, las aceitunas o el aguacate.

Como se ha comentado en páginas anteriores, la introducción del ACVEE debe ser progresiva para que el organismo se acostumbre paulatinamente y la persona no sufra trastornos estomacales. Al tratarse de un aceite vegetal, la mejor forma de tomarlo sería al cocinar los alimentos, añadirlo una vez cocinados o simplemente tomarlo junto con la comida.

Cáncer

El cáncer es una enfermedad originada por múltiples y complejos procesos que influyen en la correcta proliferación, diferenciación y muerte celular, y requiere un abordaje integral y multidisciplinar. Las dietas desnaturalizadas, los factores emocionales, el estilo de vida poco saludable o la exposición a carcinógenos se revelan como principales desencadenantes de la mutación celular.

El Dr. Otto Heinrich Warburg (1883-1970) recibió en 1931 el Premio Nobel en Medicina y Fisiología, por su descubrimiento de la naturaleza y modo de actuación de la enzima respiratoria, y centró parte de su trabajo en la investigación del metabolismo de los tumores y la respiración celular, en particular de las células cancerosas.

El Dr. Warburg sostenía que un entorno sin oxígeno es ácido y constituye un terreno propicio para la mutación celular. En su obra *El metabolismo de los tumores*, describió que la acidosis y la hipoxia (falta de oxígeno) están presentes en el desarrollo de cualquier tipo de cáncer y que las células cancerosas son anaerobias (no respiran oxígeno). Según el Dr. Warburg y quienes comparten su visión del cáncer, las células tumorales no sobreviven en un entorno de pH alcalino y, por tanto, cargado de oxígeno, pero sí en un terreno ácido y mal oxigenado, gracias a la glucosa. En la actualidad, sin embargo, gran parte de la comunidad científica estima que las células cancerosas pueden proliferar tanto en presencia como en ausencia de oxígeno, como parte de su estrategia de supervivencia.

El pH de nuestro organismo puede variar considerablemente de una zona a otra del cuerpo, localizándose los niveles de acidez más elevados en el estómago (pH 1,35-3,5), para favorecer la digestión y protegernos contra organismos microbianos oportunistas. No obstante, en lo concerciente al plasma sanguíneo, la vida humana está sujeta a un pH en sangre constante y ligeramente alcalino que oscila entre 7,3-7,4.

La célula tumoral no puede perturbar el pH intracelular, que es alcalino por naturaleza, pero sí tiene la capacidad de acidificar el pH del tejido intersticial (extracelular), al alterar la ruta metabólica del piruvato. Cuando esto sucede, la glucosa que entra en sangre a través de los alimentos que ingerimos, en lugar de convertirse en piruvato y penetrar en la mitocondria (encargada de suministrar la mayor parte de la energía necesaria para la respiración celular) y generar CO_2 y adenosín trifosfato (ATP), fundamental en la obtención de energía celular, se transforma en lactato que, en el tejido intersticial, se convierte en ácido láctico que sí acidifica el medio; no la célula tumoral que, por su metabolismo, es alcalina.

La glucosa es la principal fuente de energía de nuestras células, incluidas las mutadas. Estas últimas, sin embargo, no parecen tener la misma flexibilidad metabólica que las sanas y, aunque la mayoría de tumores malignos suelen ser dependientes de la glucosa para su crecimiento y supervivencia, según la investigación, se muestran incapaces de metabolizar los cuerpos cetónicos como combustible.

En este sentido, la medicina oncológica integrativa contempla, entre otras, la dieta cetogénica (muy baja en carbohidratos) como parte esencial de un enfoque holístico del tratamiento del cáncer. Este tipo de dieta induce al cuerpo a la cetosis, una respuesta fisiológica del organismo a la limitada ingesta de carbohidratos, que deriva en un agotamiento del contenido de glucógeno en el hígado y músculo esquelético y a la ulterior utilización de la grasa como fuente de energía.

El Dr. Seyfried, profesor de biología del Boston College (USA), considera que el cáncer es una enfermedad metabólica de la mitocondria y defiende su abordaje mediante terapias metabólicas que incluyen restricción calórica, ayuno y dieta cetogénica. Estudios realizados por el Dr. D'Agostino y un equipo de investigadores de la University of South Florida (USA) evidencian, asimismo, que cuando los animales de laboratorio siguen una dieta cetogénica sobreviven a cánceres con metástasis con mejor pronóstico que aquellos tratados con quimioterapia.

No todos los oncólogos y científicos defienden la dieta cetogénica. Otras dietas, como la alcalina, rica en vegetales y alimentos integrales, gozan también de amplio y reconocido prestigio como apoyo al tratamiento de la enfermedad, con independencia de la terapia elegida por el propio paciente. La dieta alcalina, por su riqueza en vegetales, alcalinizará el medio extracelular, pero no actuará en el interior de la célula y, aunque se trata de una dieta equilibrada, es también rica en hidratos de carbono y, por tanto, en azúcares, el combustible primario de la célula cancerosa.

Numerosas investigaciones sugieren que cuando se sustituyen los carbohidratos por grasa saludable, como la contenida en los ácidos grasos de cadena media (AGCM) del aceite de coco virgen extra ecológico (ACVEE), se corta el suministro de energía a las células cancerosas, al privarlas de la glucosa que necesitan para reproducirse, puesto que el ACVEE no se metaboliza en glucosa en el estómago e intestino, como sucede con otros alimentos, sino que se convierte directamente en una fuente alternativa de energía en el hígado, que las células mutadas no pueden utilizar, dado que, como se ha comentado, su principal combustible son los azúcares.

Según se desprende de los estudios consultados, los antioxidantes y los AGCM contenidos en el ACVEE muestran propiedades antineoplásicas y capacidad para inducir la apoptosis (proceso por el cual el propio organismo destruye las células dañadas), así como el potencial de frenar la proliferación de células de cáncer de pulmón y colon.

El ACVEE es, además, rico en compuestos fenólicos que intervienen en el desarrollo de diversas funciones biológicas que incluyen la protección celular frente al estrés oxidativo (desequilibrio bioquímico entre los radicales libres y los antioxidantes, en favor de los primeros, que favorece daños celulares y tisulares). En este sentido, un estudio realizado en Filipinas, con el objetivo de investigar la actividad antioxidante y citotóxica del ACVEE en células tumorales hepáticas, concluyó que el extracto fenólico del ACVEE es efectivo en la eliminación de los radicales libres y previene la proliferación de las células de hepatocarcinoma humano.

La suplementación con ACVEE, y su efecto en la calidad de vida de mujeres con cáncer de mama en estadios III y IV que estaban recibiendo quimioterapia, mostró en un estudio desarrollado en Malasia que el grupo de intervención evidenció un significativo aumento del nivel de energía, calidad del sueño y apetito, así como una reducción de la sintomatología asociada a los efectos secundarios de la quimioterapia.

La opinión de que muchos tipos de cáncer son la consecuencia de un estilo de vida y una alimentación antinaturales está ampliamente respaldada y contrastada en la actualidad, por gran parte de la clase médica y científica. Y, aunque no todos los cánceres tienen una relación directa con nuestros hábitos alimentarios, la dieta juega, sin lugar a dudas, un importante rol tanto en el desarrollo de la enfermedad como en el proceso de curación. Por ello, con independencia del tipo de dieta o tratamiento que elija una persona con cáncer, el primer paso encaminado a la sanación debería ser evitar las grasas hidrogenadas, el azúcar, las harinas blancas y todas las comidas y bebidas procesadas, para dar paso a una alimentación rica en alimentos de verdad, no *pseudoalimentos*, que incorpore también el ACVEE por sus ya comentadas múltiples propiedades.

Colesterol y salud cardiovascular

A mediados del siglo XX el Dr. Ancel Keys propuso la teoría *Lípidos-Corazón,* en la que afirmaba que un elevado consumo de grasas saturadas y colesterol provocaba un incremento de los niveles de colesterol en sangre y una mayor incidencia de enfermedades coronarias.

En 1958 el Dr. Keys fue el encargado de dirigir el estudio «Cooperativo de la Epidemiología de las Enfermedades Cardiovasculares» de siete países (Finlandia, Italia, Holanda, Grecia, Yugoslavia, Estados Unidos y Japón), conocido como «Estudio de los Siete Países». Esta investigación fue la primera en observar sistemáticamente la relación entre dieta, estilo de vida, factores de riesgo, tasas de enfermedad y accidente cerebrovascular entre las poblaciones objeto del estudio, y confirmó la hipótesis original del Dr. Keys y de los investigadores que participaban en el mismo, acerca de la relación entre la ingesta de ácidos grasos saturados (AGS) y niveles elevados de colesterol en sangre.

Desde el estudio del Dr. Keys hasta hace tan sólo unos años, la teoría de *Lípidos-Corazón* ha sido universalmente aceptada, al considerarse que una reducción de AGS en la dieta comporta niveles inferiores de colesterol en plasma y una mejor salud cardiovascular.

El resultado de una investigación publicada en 2010 en *American Journal of Clinical Nutrition* puso la teoría del Dr. Keys en entredicho. Durante dicha investigación, un grupo de científicos de la Harvard School of Public Health y del Children's Hospital Oakland Research Institute recopilaron en un meta-análisis datos de veintiún estudios previos realizados en las dos últimas décadas, en los que participaron alrededor de 350.000 personas, que investigaban la relación entre el consumo de AGS y el riesgo de enfermedades coronarias, cardiovasculares y accidentes cerebrovasculares. Los resultados de la investigación demostraron que no existe evidencia significativa para concluir que los AGS en la alimentación puedan relacionarse con una mayor incidencia de este tipo de enfermedades.

La reciente investigación muestra que las dietas bajas en grasas saludables son peligrosas; no previenen la obesidad, ni protegen contra las patologías cardiovasculares y, entre otras cosas, privan al organismo de los lípidos indispensables para la correcta función cerebral.

La grasa ha sido siempre de vital importancia para el ser humano. Es el armazón de nuestras células. La membrana celular está constituida por un 50 % de grasa; la capa lipídica que las protege. El cerebro está formado por un 70 % de lípidos y colesterol, y ciertas hormonas y otras sustancias esenciales para el organismo no pueden sintetizarse sin la presencia de grasa, como las vitaminas liposolubles, A, D, E y K, por ejemplo.

A pesar de que la grasa desempeña un papel fundamental en la regulación del sistema inmunológico y en el correcto funcionamiento orgánico, existe mucha controversia sobre el efecto perjudicial o beneficioso de los AGS en la alimentación. Pero la realidad es que no todas las grasas son iguales. Mientras que algunas son de origen natural, contenidas en el propio alimento, otras se manipulan y saturan de forma artificial por la industria alimentaria, mediante la hidrogenación. Las grasas hidrogenadas, presentes en la mayor parte de alimentos procesados, son muy inflamatorias y, precisamente, son las que deberíamos eliminar radicalmente de nuestra dieta.

Resulta paradójico que los países que hasta hace pocos años demonizaban el consumo de aceite de coco virgen extra ecológico (ACVEE), por su elevado contenido en AGS, sean los que presentan índices más elevados de muertes por enfermedad coronaria. En cambio, las poblaciones de los países asiáticos que no han sido todavía víctimas de la occidentalización y siguen una dieta tradicional, con elevado consumo de AGS procedentes del ACVEE (India, Sri Lanka, Indonesia, Filipinas e islas del Pacífico Sur), no sólo muestran bajos

49

niveles de colesterol en sangre, sino también bajos índices de morbilidad y mortalidad por problemas cardiovasculares.

En el transcurso de un estudio realizado entre la población de Kitava, una de las islas del archipiélago de las islas Trobriand en Papúa Nueva Guinea, que sigue un estilo de vida de subsistencia, sin la influencia de los hábitos alimentarios occidentales, con una dieta a base de tubérculos, fruta fresca, pescado y coco, se observó que los accidentes cerebrovasculares y las enfermedades coronarias parecen estar ausentes entre la población. Asimismo, en un estudio publicado en 1981, antes de la irrupción de la dieta occidental, se observó la práctica ausencia de enfermedades cardiovasculares entre los habitantes de las poblaciones de dos islas de la Polinesia (Tokelau y Pukapuka), cuya alimentación incluía hasta el 60 % de su ingesta calórica diaria de AGS procedentes del ACVEE.

Nuestras células necesitan el colesterol. Por otro lado, los depósitos de colesterol de nuestras arterias también deben ser limpiados. El cuerpo dispone de dos tipos de colesterol para realizar esta función; el LDL *(Low density lipoproteins)* o «colesterol malo» como se le conoce popularmente y el HDL *(High density lipoproteins)* o «colesterol bueno».

La investigación muestra que el ACVEE por un lado promueve el aumento de HDL o *«colesterol bueno»*, que se encarga de transportar el colesterol depositado en la pared arterial y tejidos al hígado para su metabolismo y nos protege frente a las enfermedades coronarias y, por otro, disminuye el LDL o *«colesterol malo»*, cuya misión es conducir el colesterol del hígado (donde se metaboliza) a los distintos tejidos y órganos del organismo.

El ACVEE, además, no se deposita en los tejidos adiposos y, por lo tanto, no favorece la obesidad. Constituye una excelente fuente de energía de asimilación rápida y, en su metabolismo, difiere de todos los ácidos grasos de cadena larga (AGCL), sean o no saturados.

A pesar de contener casi el 94% de AGS, los estudios consultados muestran que el ACVEE no es aterogénico (no favorece el depósito de lípidos en las arterias), ya que la mayoría de ácidos grasos de su composición son ácidos grasos de cadena media (AGCM) que se metabolizan de inmediato en energía en el hígado y no participan en la biosíntesis y el transporte de colesterol.

No son pues los AGS, consumidos en cantidad moderada y acompañados de una dieta y estilo de vida saludables, los que favorecen el aumento de colesterol e incrementan el riesgo cardiovascular, sino el sedentarismo, el elevado consumo de grasas hidrogenadas, azúcar, carbohidratos refinados y productos procesados repletos de calorías vacías, los verdaderos responsables de la gran mayoría de trastornos que aquejan al mundo moderno.

Para finalizar este apartado, simplemente un apunte a modo de reflexión sobre el uso generalizado e indiscriminado de las estatinas (fármacos utilizados para inhibir el colesterol). Un estudio publicado en *Jama International Medicine* en 2012 relaciona las estatinas con un mayor riesgo de diabetes tipo II en mujeres posmenopáusicas. Asimismo, la Dra. Stephanie Seneff, investigadora del MIT Computer Science and Artificial Intelligence Laboratory de Massachusetts, vincula una dieta baja en grasas saludables y la toma de estatinas con un mayor riesgo de desarrollar alzhéimer, ya que este tipo de fármacos inhiben la producción de colesterol en el hígado.

No discuto que la prescripción de estatinas pueda ser necesaria en determinadas situaciones de riesgo cardiovascular, pero, en mi opinión, el título del artículo del Dr. Grundy, «Statin for all?» (¿Estatinas para todos?), resulta muy aleccionador.

Control de peso

Según datos de la Organización Mundial de la Salud (OMS), desde 1980 la prevalencia mundial de obesidad ha doblado su cifra con creces. En el año 2014 más de 1.900 millones de adultos tenían sobrepeso y más de 600 millones eran obesos. En porcentajes, estas cifras representan un 39 % de adultos con sobrepeso y un 30 % con obesidad a nivel mundial. Con relación a los niños menores de cinco años, dicho organismo estima que la cifra de menores con sobrepeso ascendía a más de 42 millones en 2013.

Por otro lado, más de 200 millones de personas padecen hipotiroidismo en el mundo, una de los trastornos hormonales más frecuentes (disminución de la actividad funcional de la glándula tiroides y descenso de secreción de hormonas tiroideas). La acción de las hormonas tiroideas en el organismo es de suma importancia, al intervenir en prácticamente la totalidad de las funciones orgánicas: metabólicas, neuronales, cardiocirculatorias, digestivas, etc. La sintomatología más común asociada al hipotiroidismo es la intolerancia al frío, la apatía e indiferencia, el cansancio, la piel y el cabello seco y quebradizo y el aumento de peso.

Hace unas décadas el sobrepeso y la obesidad se consideraban un problema propio de los países de ingresos altos. Actualmente, sin embargo, se observa un importante incremento entre las poblaciones de los países de ingresos medianos y bajos.

La obesidad no es sólo un problema estético; es una enfermedad con múltiples complicaciones asociadas: trastornos osteoarticulares y metabólicos (diabetes, hipertensión, dislipemias…), cardiovasculares o determinados tipos de cáncer asociados con la alimentación y el estilo de vida.

El sedentarismo, el escaso consumo de vegetales y grasas saludables y la excesiva ingesta de alimentos ricos en azúcar y carbohidratos, especialmente refinados, se señalan como los principales factores desencadenantes de la obesidad; la epidemia del siglo XXI.

Las grasas saludables han sido una parte importante de la nutrición a lo largo de la historia de la humanidad. Durante décadas, sin embargo, se ha consolidado la creencia errónea de que, para perder peso y gozar de buena salud, la dieta debía ser baja en grasa. Paradójicamente, en los últimos 20 años se ha producido un dramático aumento de la obesidad entre la población y, en consecuencia, una mayor incidencia de todo el cortejo de trastornos que la acompañan.

Las grasas saludables aportan saciedad y propiedades organolépticas a los alimentos. Una dieta rica en alimentos naturales, sin procesar, será necesariamente una dieta rica en grasas saludables; aceitunas, aguacates, aceites vegetales vírgenes, frutos secos y semillas, leguminosas, cereales integrales, pescado, si la persona consume proteína animal… No debemos olvidar tampoco que cuatro importantes vitaminas: A, D, E y K son liposolubles (solubles en grasa) y no están, por tanto, presentes en los productos desnatados.

A diferencia de las grasas «trans» o hidrogenadas, fruto de la transformación química de un aceite líquido en una grasa sólida a partir de la adición de hidrógeno, las grasas saludables son parte esencial de la vida; sin ellas no podríamos sobrevivir.

Su importancia es tal que se aconseja una presencia mínima del 20-35 % de nuestra ingesta calórica total diaria. El porcentaje se incrementará sustancialmente si seguimos una dieta cetogénica o baja en carbohidratos, dado el papel energético que las grasas deberán desempeñar.

El aceite de coco virgen extra ecológico (ACVEE) constituye el principal aporte de grasa de la dieta tradicional de las poblaciones de climas tropicales. Es rico en ácidos grasos de cadena media (AGCM), especialmente ácido láurico, que en el ACVEE representa casi el 55 % de su composición. Se ha observado que las culturas que siguen una dieta tradicional que incluye ACVEE como fuente de grasa saludable presentan niveles inferiores de obesidad y menor incidencia de ciertas enfermedades propias de las sociedades más industrializadas.

Los AGCM y los ácidos grasos de cadena larga (AGCL), como se ha comentado con anterioridad, se hidrolizan y asimilan de forma distinta en el sistema gastrointestinal. Mientras que los AGCM presentes en el ACVEE son rápidamente hidrolizados, transportados directamente al hígado a través de la vena porta, oxidados en cetonas y quemados como fuente de energía, los AGCL se absorben a través de los conductos linfáticos intestinales y son transportados a través del conducto torácico al sistema circulatorio. Consumidos en exceso, se acumulan en forma de grasa.

Una dieta rica en AGCM se traduce en un mejor funcionamiento de la glándula tiroides al disminuir la inflamación del organismo y favorecer un metabolismo saludable. La investigación evidencia, asimismo, que el ACVEE previene la obesidad y favorece una mayor pérdida de tejido adiposo en comparación con las dietas ricas en AGCL, gracias al aumento del gasto energético y a una mayor oxidación de la grasa corporal.

El ACVEE ayuda también a controlar el hambre y los antojos, pero no obrará milagros si no va acompañado de un estilo de vida saludable. Una suplementación de 30 ml al día, como parte de una dieta hipocalórica equilibrada, acompañada de ejercicio físico, ha mostrado, en diferentes estudios científicos, su capacidad para aumentar la termogénesis, reducir la acumulación de grasa visceral y subcutánea y prevenir el sobrepeso.

Diabetes

La diabetes es una condición médica conocida desde la antigüedad. Etimológicamente la palabra *diabetes* procede del griego, pero fue el escritor romano Celso el primer autor que describió la enfermedad en el siglo I a. C.

La diabetes es un trastorno metabólico caracterizado por elevados niveles de glucosa en sangre, que puede derivar en una amplia variedad de síntomas y complicaciones. En condiciones normales, las concentraciones elevadas de glucosa en sangre estimulan el páncreas para que libere insulina. A su vez, las células efectoras (desempeñan una respuesta específica con relación a un estímulo), localizadas en el hígado, músculos y tejido adiposo, poseen receptores que al unirse con la insulina posibilitan el ingreso de la glucosa en la célula. La insulina actúa, pues, como una llave que permite a las células del cuerpo absorber la glucosa y utilizarla como fuente de energía.

Cuando el organismo no produce la insulina que el cuerpo necesita en cantidad suficiente o no puede utilizarla con eficiencia, se traduce en dos tipos principales de diabetes: tipo I y tipo II.

La diabetes tipo I, es el resultado de un proceso autoinmune. Las personas que padecen la enfermedad necesitan inyectarse insulina para sobrevivir. La diabetes tipo II puede pasar inadvertida y sin diagnosticar durante años. Representa alrededor del 90 % de las diabetes diagnosticadas y mantiene una estrecha relación con la obesidad y la falta de actividad física. Aunque, en general, afecta a la población adulta, es cada vez más frecuente en niños y adolescentes, favorecida por el sedentarismo y las dietas desnaturalizadas.

En la diabetes tipo II, el cuerpo no produce suficiente insulina o no la utiliza de forma eficaz (resistencia a la insulina), dando lugar a una acumulación de glucosa en sangre que, con el tiempo, puede dañar gravemente órganos y sistemas y derivar en problemas cardíacos, renales, oculares y del sistema nervioso.

La diabetes es una de las mayores emergencias de salud global del siglo XXI. En las últimas décadas, la enfermedad ha aumentado de forma dramática en el mundo. Según datos del *Atlas de la Diabetes 2015* de la International Diabetes Federation (IDF), en la actualidad 415 millones de adultos en el mundo sufren diabetes (en Europa casi 60 millones). En 2040 se prevé que la cifra ascienda a 642 millones (más de 71 millones en Europa). Se estima, además, que 193 millones de personas tienen diabetes no diagnosticada a nivel mundial y, por lo tanto, riesgo de desarrollar futuras complicaciones.

Los datos de la IDF reflejan que la enfermedad afecta más a hombres que a mujeres y a la población de zonas urbanas por encima de las rurales. Aunque en los países con ingresos altos hasta el 91 % de los adultos diagnosticados tienen diabetes tipo II, a diferencia de lo que se pueda creer, no es una enfermedad de ricos; el 80 % de personas con diabetes vive en países de ingresos medios y bajos, donde el desarrollo económico ha transformado el estilo de vida tradicional de la población.

La investigación corrobora los efectos beneficiosos de los ácidos grasos de cadena media (AGCM) contenidos en el aceite de coco virgen extra ecológico (ACVEE) en personas con diabetes tipo II y sobrepeso moderado, tanto en la reducción de la grasa corporal como en la sensibilidad a la insulina. Un estudio realizado en 2009 por el Departamento de Endrocrinología de la Universidad de Medicina de Yale concluyó que la ingesta de AGCM mejora la cognición de pacientes con diabetes tipo I y preserva la función cerebral bajo condiciones de hipoglucemia, sin causar hiperglucemia ni sus consecuencias negativas.

Como se ha comentado a lo largo del libro, el tipo de ácidos grasos presentes en la dieta determina sus efectos perjudiciales o beneficiosos. El ácido láurico contenido en el ACVEE, según los estudios consultados, parece proteger frente a la dislipemia diabética. Según el Dr. Bruce Fife, el ACVEE es una grasa estupenda para mantener los niveles de azúcar en sangre bajo control. En su opinión, cuando consumimos ACVEE los azúcares de los alimentos se liberan a la corriente sanguínea de forma más lenta y se nivela la cantidad de azúcar en sangre. El ACVEE estimula, además, la secreción de insulina por parte del páncreas y, por consiguiente, aumenta la sensibilidad a esta hormona y ayuda a revertir la resistencia a la insulina. Este investigador de las propiedades del ACVEE, afirma, asimismo, que la mala circulación y pérdida de sensibilidad de manos y pies, uno de los síntomas asociados a la diabetes, se recupera favorablemente al incorporar el ACVEE en la alimentación diaria.

El ACVEE es una estupenda fuente de energía inmediata, una función que normalmente realizan los carbohidratos simples. Sin embargo, aunque ambos comparten la habilidad de suministrar combustible rápido al organismo, el ACVEE no produce picos de insulina en sangre. Es decir, se comporta a nivel energético como un carbohidrato, sin ninguno de sus efectos perjudiciales para las personas diabéticas. En el caso de personas prediabéticas con sobrepeso, el aumento del metabolismo asociado al consumo de ACVEE ayudará a estabilizar el peso y disminuirá la probabilidad de desarrollar diabetes tipo II.

En las islas del Pacífico la diabetes es una desconocida entre la población que sigue la dieta tradicional. Sin embargo, cuando adoptan las costumbres occidentales, aparecen las mismas enfermedades que azotan a las sociedades modernas, entre ellas la diabetes. Un ejemplo de los devastadores efectos de la occidentalización es la población de Nauru, la república más pequeña del mundo, situada en el Pacífico Central a 60 km del ecuador.

Nauru tiene uno de los mayores índices de diabetes del mundo, ligado a un crecimiento económico de consecuencias funestas para la salud de sus habitantes. La historia de la diabetes en esta pequeña isla empezó a principios del siglo XX, cuando Alemania inició la explotación minera de sus enormes reservas de fosfato. En 1970, poco después de convertirse en la república independiente más pequeña del mundo, Nauru adquirió los derechos de explotación de las minas de fosfato y, con la prosperidad económica, su habitantes alcanzaron los niveles de ingresos per cápita más altos del mundo, pero también los índices de diabetes más elevados. Tan sólo cinco años después de convertirse en república, una encuesta realizada en la isla sobre la incidencia de diabetes tipo II entre los nauruanus reveló la terrible magnitud del problema: uno de cada tres habitantes mayor de quince años sufría la enfermedad, 34,4 %, y un 11,3 % corría el riesgo de desarrollarla.

Antes de la explotación minera, los nauruanos llevaban una vida activa, típica de las islas del Pacífico. Durante siglos, la población subsistió a base de una dieta compuesta principalmente de coco, pescado fresco, frutas del pandanus (árbol tropical), y la diabetes y la obesidad eran enfermedades desconocidas en la isla. Con el descubrimiento del fosfato su estilo de vida cambió de forma drástica y reemplazaron su dieta tradicional por la occidental. Actualmente las minas están prácticamente agotadas y apenas queda tierra fértil para cultivar productos frescos. La comida es ahora importada casi en su totalidad, incluyendo el pescado enlatado, y los nauruanos se han convertido en una población obesa y enferma.

Junto con una alimentación equilibrada y un estilo de vida activo, el ACVEE se perfila como una grasa que los diabéticos pueden consumir sin temor, en sustitución de otros tipos de grasa menos saludables, dada su capacidad para aumentar el metabolismo y favorecer la pérdida de peso. Una tasa metabólica más rápida promueve, además, una mayor producción de insulina e incrementa la absorción de glucosa a nivel celular.

Patologías fúngicas, víricas y bacterianas

Los ácidos grasos de cadena media (AGCM), contenidos en el aceite de coco virgen extra ecológico (ACVEE), especialmente el ácido láurico que el organismo convierte en monolaurina, presente también en la leche materna y que protege al bebé de infecciones, tonifican el sistema inmunológico y parecen actuar también de forma positiva contra diversos microorganismos, incluyendo hongos, levaduras, bacterias y virus.

La *Candida albicans* es un buen ejemplo de ello. Aunque todos tenemos un reducido número de cándidas localizadas, en general, en la cavidad oral, el tracto gastrointestinal y la vagina, en el caso de las mujeres, una flora intestinal saludable y un sistema inmunológico tonificado limitan su crecimiento y excesiva proliferación. Pero, cuando el equilibrio se rompe por algún motivo, la cándida atraviesa la pared intestinal y entra en el torrente sanguíneo, donde al liberar sus toxinas puede provocar trastornos en el aparato respiratorio, reproductor, digestivo, en la piel, comisuras labiales o cavidad oral.

En los países donde el coco es un alimento básico y la población sigue una dieta tradicional libre de carbohidratos y azúcares refinados, la incidencia de cándidas es muy baja, probablemente gracias a que la combinación de las propiedades antifúngicas, antivíricas y antibacterianas del coco favorecen el equilibrio de la microbiota intestinal y protegen al organismo del sobrecrecimiento.

La creciente resistencia de los hongos a los medicamentos antifúngicos comunes ha abierto nuevas vías de investigación y los estudios realizados corroboran la actividad antifúngica, antibacteriana y antiviral del ACVEE, como lo demuestra un estudio de laboratorio realizado en 2007 por el Departamento de Microgiológica y Parasitología del Hospital Universitario de Ibadán, Nigeria, que evidencia la potente actividad del ACVEE en comparación con el fluconazol (fármaco antifúngico). Los resultados de la citada investigación aconsejaron la utilización del ACVEE en el tratamiento de infecciones fúngicas resistentes a los fármacos.

Los ácidos caproico, caprílico, cáprico y láurico, contenidos en el ACVEE, se han mostrado también efectivos en el tratamiento de la candidiasis oral en animales, al observarse una supresión del crecimiento del micelio del hongo en la superficie de la lengua y en la cavidad oral, según se desprende del estudio desarrollado en 2012 en Japón, en la Teikyo University Institute of Medical Mycology.

En otra investigación realizada en la Facultad de Farmacia de la Universidad de Islandia en Reikiavik se formularon y testaron in vitro soluciones que contenían monocaprina, contra ciertos microorganismos que incluían especies de la cavidad oral: *Streptococcus mutans, Candida albicans, Lactobacillus sp., Staphylococcus aureus, Escherichia coli* y *Pseudomonas aeruginosa*. La *Candida albicans* y el *Streptococcus mutants* (bacteria que se encuentra en la cavidad oral humana, asociada al inicio y desarrollo de caries dental) fueron los microorganismos que mostraron mayor sensibilidad a la acción de la monocaprina y evidenciaron, por tanto, la benéfica acción del ACVEE en la prevención de caries.

En el transcurso de la misma investigación, un estudio abierto en el que participaron treinta y dos pacientes de un centro geriátrico de día testó el empleo de la monocaprina como agente tópico contra la *Candida albicans* en la desinfección de las dentaduras de los ancianos, advirtiendo una significativa reducción del recuento de cándidas.

Los AGCM han mostrado también, en estudios de laboratorio, un amplio espectro de actividad microbicida contra ciertos virus y bacterias, incluyendo patógenos como el virus del herpes simple, *Neisseria gonorrhoeae* (agente causante de la gonorrea), *Chlamydia trachomatis* (agente causante de la clamidia, que se contrae a través de las relaciones sexuales y puede transmitirse también de la madre al bebé en el parto) estreptococos del grupo A y B y *Staphylococcus aureus*, que puede producir infecciones cutáneas y de las mucosas, neumonía, meningitis, afectaciones del aparato gastrointestinal...

Asimismo, un estudio de laboratorio realizado en 2010 en el Rega Institute for Medical Research, en Bélgica, concluye que las formulaciones de hidrogel con monocaprina (ácido cáprico) pueden actuar como microbiocidas vaginales en la prevención de enfermedades de transmisión sexual del VHS (virus del herpes simple), VIH (virus de la inmunodeficiencia humana) u otros patógenos infecciosos.

La investigación sugiere, asimismo, que los pacientes con *Helicobacter pylori*, pueden beneficiarse de las propiedades del ácido láurico, dada su capacidad para destruir la capa lipídica de las bacterias y prevenir el riesgo de desarrollar un carcinoma gástrico.

A nivel del aparato respiratorio, el ACVEE se muestra, además, como una excelente terapia complementaria al tratamiento de la neumonía en pediatría, que acelera la normalización de la frecuencia respiratoria y la resolución de crepitaciones.

En la dermatitis atópica, una enfermedad de la piel caracterizada por la presencia de lesiones inflamatorias pruriginosas, especialmente en las zonas inflamadas, se observa en el 80-100 % de los casos una colonización cutánea por *Staphylococcus aureus* (SA). La investigación sobre el efecto del ACVEE aplicado a nivel tópico, a razón de dos veces diarias, durante cuatro semanas, muestra su efectividad en el tratamiento de la dermatitis atópica y su actividad contra la bacteria.

La investigación muestra también la actividad antiinflamatoria, analgésica y antipirética del ACVEE, observándose, asimismo, su función benéfica en el tratamiento de la diarrea, según se desprende de un estudio realizado en 2007 en Filipinas en la sala de pediatría del Philippine General Hospital Medical Center, en el que participaron diecisiete niños de edades comprendidas entre 6 y 47 meses. El objetivo del estudio era determinar el efecto de la suplementación con AGCM en las manifestaciones clínicas de los bebés, observándose una ganancia de peso y una duración más corta de los episodios de diarrea, entre los bebés tratados con AGCM. La administración de AGCM no produjo vómito, deshidratación ni intolerancia.

La capacidad inmunomoduladora y antiinflamatoria de los AGCM del ACVEE fue también contrastada, a raíz de una investigación realizada por la Universidad de Yamanashi en Japón, que observó la mejora de la colitis inducida en animales de laboratorio alimentados con AGCM.

Otro estudio de laboratorio desarrollado en 2004 en el Medical Center Manila, concluyó que los AGCM favorecen una más rápida recuperación de la mucosa intestinal en gastroenteritis virales en comparación con otros tratamientos. Asimismo, un estudio liderado por el New England Deaconess Hospital de Boston, en pacientes con VIH y documentada malabsorción de grasa a nivel intestinal, concluyó que una dieta a base de AGCM en pacientes con VIH y diarrea crónica reduce la diarrea y la mala absorción.

La investigación sobre las virtudes del ACVEE es amplia. Estos estudios son sólo algunos ejemplos de las propiedades antifúngicas, antibacterianas y antivíricas de los AGCM contenidos en el aceite de coco.

IV

ACEITE DE COCO
EN COSMÉTICA,
HIGIENE PERSONAL
Y
PEQUEÑAS DOLENCIAS
COTIDIANAS

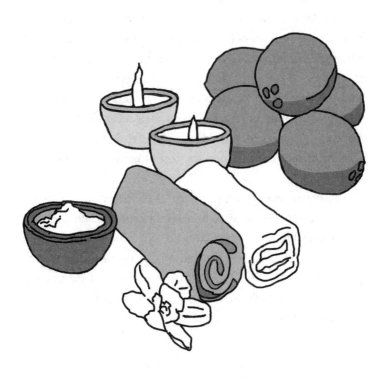

A lo largo de la historia de la humanidad, todas las civilizaciones han utilizado distintas formas de cosméticos en rituales religiosos, para realzar la belleza, mejorar el aspecto de la piel, en la salud… La dermoabrasión para el rejuvenecimiento dérmico con sal marina, piedra pómez, granos molidos, hueso, cuerno… Las exfoliaciones químicas con ácidos, metales, extractos botánicos o grasas animales; el maquillaje, los ungüentos, aceites, tintes para el cabello o el masaje y los tratamientos faciales y corporales, han constituido prácticas habituales en todas las culturas desde tiempo inmemorial.

Según datos de un estudio realizado en 2015 por Allied Market Research, para el año 2020 se prevé una tasa de crecimiento de la industria cosmética a nivel mundial del 3,7 %; incremento que cifrará las ventas del sector en más de 390.07 billones de dólares. A la vista del estudio, es evidente que, en pleno siglo XXI, el cuidado personal ha devenido una verdadera industria y un negocio altamente lucrativo, tanto para los fabricantes de cosméticos convencionales como orgánicos, que día a día gozan de mayor popularidad entre los consumidores más comprometidos con el medio ambiente y la salud.

Las personas que se inician en el consumo de cosmética más consciente, en general, tienen en cuenta que en el envase o embalaje figure la indicación de «ingredientes naturales», «no testado en animales», lo cual no significa necesariamente que ese producto esté libre de tóxicos y que en su elaboración no se hayan utilizado parabenos o ftlatos, a menudo mal etiquetados o enmascarados bajo el abanico de fragancias.

Los cosméticos y productos de higiene diaria convencionales e, incluso, los que se comercializan como orgánicos y sostenibles sin el aval correspondiente, son una vía directa y cotidiana de exposición a un auténtico cóctel químico, compuesto por un gran número de sustancias tóxicas: disolventes, conservantes, colorantes, fragancias sintéticas... En su composición pueden figuran ciertos ingredientes, con demostrado potencial cancerígeno, irritante, alergénico, disruptor endocrino, etc., que deberíamos evitar. No olvidemos que nuestra piel es un órgano altamente permeable y que cualquier sustancia destinada a su hidratación o tratamiento entrará en nuestra circulación sanguínea y linfática y, por consiguiente, alcanzará todas nuestras células, tejidos, órganos y aparatos.

Tampoco se puede obviar que los productos de higiene y cuidado personal son grandes contaminantes ambientales, tanto por su proceso de fabricación, como por el posterior vertido a través del desagüe al utilizarlos. Cuando este tipo de sustancias pasan al medio ambiente, se acumulan en la grasa corporal de personas y animales y se transmiten al feto a través de la madre durante la gestación y al bebé en la lactancia.

Muchos de estos compuestos químicos, además, persisten después del tratamiento del agua. Su efecto es bioacumulativo y, a un elevado nivel de concentración, se consideran disruptores endocrinos que pueden ocasionar alteraciones metabólicas y derivar en trastornos neurológicos, reproductivos, de comportamiento o depresión del sistema inmunológico.

Por otra parte, en muchos países la inmensa mayoría de cosméticos son testados en animales de laboratorio antes de su comercialización, lo cual implica, además, una grave falta de respeto y empatía hacia ellos que, como consumidores, no deberíamos promover, dejando de comprar aquellos productos que en su etiqueta no figure clara y explícitamente que no han sido testados en animales.

El efecto de los ingredientes químicos contenidos en los productos de belleza e higiene diaria va, pues, mucho más allá de la hidratación o el cuidado de nuestra piel.

Principales ingredientes a evitar en cosméticos

1. **Parabenos:** Grupo de compuestos químicos utilizados como conservantes y agentes antifúngicos y antimicrobianos en miles de cosméticos, alimentos y productos farmacéuticos a los que estamos diariamente expuestos. Se consideran disruptores endocrinos que se absorben a través de la piel. Aunque existe gran controversia sobre su efecto en el organismo a largo plazo, la investigación ha identificado muestras de parabenos en biopsias de tejido tumoral mamario, especialmente de methilparabeno.

2. **Fragancias artificiales:** Se usan unos 3.000 químicos diferentes como fragancias. Uno de sus principales problemas es que no se especifica el tipo de químico utilizado y muchos de ellos pueden provocar alergias, migrañas o asma.

3. **Triclosán:** Utilizado especialmente en jabones, desodorantes y dentífricos, para controlar el crecimiento bacteriano. Puede afectar el sistema hormonal, especialmente la función de la glándula tiroidea e incidir en el normal desarrollo de las mamas.

4. **Glicol de propileno (Propylene Glycol):** Presente en miles de cosméticos, así como en la fabricación de compuestos de poliéster y anticongelantes, se utiliza para absorber el exceso de agua y mantener la humedad del producto. Se relaciona con dermatitis de contacto, irritación de la piel y algunos trastornos del hígado o riñón.

5. **Ftalatos:** Considerados disruptores endocrinos, los ftalatos se emplean en la fabricación de PVC, así como en todo tipo de cosméticos y limpiadores para el hogar.

6. **Metales pesados:** El plomo, presente en lacas de uñas, dentífricos blanqueantes, pintalabios... es neurotóxico y se relaciona con trastornos de aprendizaje, lenguaje y comportamiento, así como con abortos espontáneos, retraso puberal en niñas y reducción de la fertilidad femenina y masculina. El aluminio, del que se han encontrado elevadas concentraciones en autopsias de cerebros realizadas a personas con alzhéimer, se encuentra en pintalabios, desodorantes, antitranspirantes, cremas y lociones hidratantes... La investigación sugiere su posible relación con una mayor incidencia de cáncer de mama.

Consejos a tener en cuenta

1. Evita las «fragancias». Los fabricantes de fragancias mantienen sus fórmulas en secreto, pero esta simple palabra en la etiqueta puede contener gran cantidad de químicos. Opta por productos libres de fragancias o prioriza aquellos que detallen todos los ingredientes empleados en su elaboración.

2. Si frecuentas habitualmente los salones de estética, elige aquellos que utilicen productos certificados orgánicos.
3. Pregunta en tu perfumería o directamente al fabricante de tus cosméticos preferidos acerca de los ingredientes utilizados en su elaboración, para seleccionar con acierto.
4. Antes de adquirir un cosmético o producto de higiene diaria, lee detenidamente las etiquetas y asegúrate de que no contenga ninguno de los ingredientes anteriormente comentados.
5. Si en el envase del producto no figura el aval de ecológico, el que se indique en la etiqueta que contiene «aloe vera», «karité», «aceite de argán», etc., no implica necesariamente que esté libre de químicos tóxicos para la salud y el medio ambiente. En ocasiones, el ingrediente natural del que hace gala el fabricante está presente en la composición del producto en un porcentaje ínfimo y sólo sirve como argumentario para convencer al consumidor de su compra.

Lo natural es siempre la mejor opción

El envejecimiento no es una condición patológica, sino un complejo proceso biológico natural e irreversible, que se vuelve progresivamente evidente con el paso de los años. Está influenciado por la combinación de factores endógenos o intrínsecos (genética, metabolismo celular, procesos hormonales y metabólicos…) y exógenos o extrínsecos (excesiva exposición solar, polución, radiaciones, químicos, toxinas, estilo de vida poco saludable…).

Este cóctel de elementos conduce a alteraciones estructurales y fisiológicas que dejan su huella en el cuerpo a nivel interno y externo. Pero, mientras que el envejecimiento interior no es evidente a nuestros ojos, no sucede lo mismo con la piel: la primera en mostrar los signos del paso de los años.

A medida que envejecemos la piel se muestra menos resilente, más seca, flácida y arrugada. El primer signo de envejecimiento son las líneas de expresión formadas especialmente alrededor de los ojos. Practicar un estilo de vida saludable, en la más amplia acepción del término, es vital para prolongar la juventud de los órganos y de la piel.

Y, aunque la fuente más importante de antioxidantes y fitoquímicos proviene de una correcta alimentación, los cosméticos con los que la nutrimos a nivel externo son tan importantes como los alimentos que ingerimos, dado que los ingredientes tóxicos utilizados por la industria cosmética no actúan de forma superficial, sino que penetran más allá de la piel y alcanzan todas y cada una de las células de nuestro organismo.

Ni los cosméticos convencionales cargados de químicos nocivos para la salud, ni las fórmulas naturales que te propongo en este apartado pueden luchar contra el envejecimiento fisiológico, parte del proceso vital de todo ser vivo. Sin embargo, lo que sí puedo garantizarte es que los cosméticos de elaboración casera, preparados a partir de ingredientes 100 % naturales y ecológicos, alimentarán e hidratarán tu piel y prevendrán el envejecimiento prematuro, sin efectos perjudiciales para tu salud y a un coste mucho más económico.

Los aceites vegetales vírgenes, como el aceite de coco virgen extra ecológico (ACVEE), están libres de ingredientes tóxicos y son fácilmente absorbidos por la piel, aportando una hidratación segura y previniendo la aparición de arrugas prematuras.

Si optas por alimentar tu cuerpo y tus emociones con una dieta limpia, el siguiente e ineludible paso será eliminar todos los cosméticos y productos de higiene diaria que contengan sustancias químicas tóxicas para el organismo.

Mi consejo es:

1. Recuerda que lo natural es siempre la mejor opción, y que la única forma de saber exactamente qué contienen los cosméticos que utilizas es elaborándolos personalmente, con ingredientes 100% naturales y ecológicos.

2. En el caso de cosméticos o productos de higiene diaria que revistan mayor complejidad de preparación, prioriza las marcas que trabajan con cosmética ecológica certificada, en la que más del 90% de sus componentes son materias primas naturales, orgánicas y de origen no animal y, por lo tanto, no testadas en animales y carecen de sustancias irritantes, tóxicas o peligrosas. La cantidad de sustancias químicas o sintéticas añadidas al producto para conservar o garantizar su homogeneización no excede el 10%, y las utilizadas nunca son las mencionadas anteriormente, que revisten un peligro para la salud.

3. El uso de cosméticos ecológicos es vital en cualquier circunstancia y edad, especialmente en bebés y niños pequeños o si estás pasando por un proceso oncológico o enfermedad grave, en la que tu sistema inmunológico esté comprometido.

Propiedades del ACVEE para tu piel

Tradicionalmente, el ACVEE se ha asociado a la prevención del envejecimiento prematuro de la piel, pero sus propiedades van mucho más allá del aspecto meramente estético. En caso de inflamación, reacciones alérgicas a nivel dermatológico, picaduras de insectos, quemaduras domésticas o solares, hematomas, heridas..., el ACVEE es un excelente agente calmante, emoliente y cicatrizante. Las propiedades antibacterianas, antimicrobianas y antifúngicas de los ácidos grasos cáprico, caprílico y láurico presentes en el ACVEE protegen asimismo la piel de infecciones microbianas, tanto si se utiliza por vía interna como externa.

El ACVEE no es pegajoso ni grasiento y la piel lo absorbe por completo en pocos minutos. Sus grasas saturadas, en su mayoría ácidos grasos de cadena media (AGCM), favorecen la retención del contenido hídrico a nivel cutáneo. La vitamina E que forma también parte de su composición, es antioxidante y preventiva de la sequedad, fragilidad, deshidratación y envejecimiento prematuro de la piel.

Otro interesante atributo del ACVEE para la elaboración de cosméticos caseros es que no se enrancia, y puedes mantenerlo durante largo tiempo sin que se altere su agradable aroma.

El ACVEE es, por tanto, un excelente aliado para su uso diario en cosmética e higiene personal, sólo o en combinación con otros ingredientes naturales como aceites esenciales (AE), aceites vegetales vírgenes extra ecológicos (AVVEE), manteca de karité...

Si utilizas AE, asegúrate que sean 100% puros y no «perfumes» sintéticos etiquetados como AE. Salvo excepciones, los

AE nunca se utilizan puros, sino diluidos en un aceite vegetal vehicular para facilitar su correcta absorción y evitar posibles irritaciones cutáneas. El ACVEE es un aceite vehicular estupendo para utilizar conjuntamente con AE.

Aunque algunos AE son seguros durante el embarazo y la lactancia, otros están totalmente desaconsejados. Si estás embarazada, es mejor que evites los AE y utilices únicamente ACVEE sólo o mezclado con karité u otros AVVEE.

El ACVEE hidrata de forma 100 % natural tu piel y previene la formación prematura de arrugas. Se absorbe rápidamente y, a diferencia de lo que pueda parecer, no es grasiento si se aplica en cantidad moderada, en función de las necesidades de cada tipo de piel. No te excedas en la cantidad. El ACVEE se absorbe fácilmente en pocos minutos y protege tu piel de forma natural, pero si lo aplicas en tal cantidad que tu piel no puede absorberlo, presentarás un aspecto grasiento. Tampoco te vistas inmediatamente tras su aplicación después de la ducha para evitar manchar tu ropa.

El ACVEE permanece sólido en invierno y líquido en verano, pero esta característica no altera sus propiedades. En los meses de más calor, si prefieres utilizar la forma más densa, puedes mantenerlo en el frigorífico. Al calentarlo entre tus manos se derretirá.

Experimenta su agradable aroma, textura y grado de hidratación y deja que tu piel recupere su belleza natural, en función de tu edad, sin aditivos, productos químicos ni falsas promesas de juventud eterna.

Fórmulas 100 % naturales y ecológicas de fácil elaboración casera

BAÑO RELAJANTE

Ingredientes

- 1 kg de sal marina sin refinar
- 100 ml de ACVEE derretido
- 4 o 5 gotas de AE de mandarina (*Citrus reticulata*) o lavanda (*Lavandula angustifolia*), por sus propiedades relajantes. El AE de mandarina puede ser fotosensibilizante. Utilízalo únicamente en baños nocturnos o si no vas a exponer tu piel al sol.

Preparación

1. Calienta la habitación, enciende algunas velas y llena la bañera hasta la mitad.
2. Añade la sal marina y disuelve con la mano.
3. Incorpora el ACVEE derretido.
4. Finalmente añade el AE elegido.
5. Sumérgete en un baño hidratante, relajante y desintoxicante durante 15-20 minutos. Acuéstate después del baño y practica una relajación. ¡Dulces sueños!

Nota: El suelo de la bañera quedará aceitoso, ten cuidado de no resbalar al levantarte.

BOCA

Bálsamo labial

Lleva siempre contigo un pequeño frasco con ACVEE y aplícalo directamente como cualquier bálsamo labial siempre que lo necesites, especialmente si tus labios están secos y agrietados o simplemente para darles un toque de brillo. Sus efectos son inmediatos y su sabor, extraordinario.

Si lo prefieres, puedes preparar la siguiente fórmula para un bálsamo labial 100 % natural y ecológico.

Ingredientes

- 2 cs de ACVEE
- 1 cs de manteca de karité

Preparación

1. Calienta al baño María el ACVEE y el karité, hasta que se hayan derretido.
2. Deja que la mezcla se asiente y vuelva a tomar cuerpo una vez fría.
3. Envásala y aplica una pequeña cantidad en tus labios cuando lo necesites.

Nota: Si tu pintalabios ecológico preferido está a punto de acabarse y ya no puedes utilizar la barra que queda dentro del aplicador, vierte una pequeña cantidad de ACVEE derretido en el interior del aplicador. Remueve con ayuda de un palillo para disolver el producto restante y, cuando coja cuerpo, puedes volver a utilizarlo.

Dentífrico

La boca es la antesala de muchas enfermedades. Gracias a su capacidad antimicrobiana, el ACVEE utilizado como dentífrico previene la formación de caries, el mal aliento y la gingivitis.

Utilízalo diariamente, después de cada comida, como un dentífrico convencional para limpiar y blanquear tus dientes, mejorar la salud de las encías y disfrutar de un aliento fresco.

No olvides cepillar también tu lengua, para garantizar una limpieza profunda de la cavidad bucal.

Para preparar las cuatro fórmulas que te propongo a continuación, sólo tienes que derretir el ACVEE al baño María, mezclarlo con el resto de ingredientes y, una vez frío, conservar en un tarro con tapa.

Opción 1

Ingredientes

- 30 ml de ACVEE derretido al baño María
- 1 cp de sal marina fina sin refinar (previene la formación de sarro, al estimular el flujo salivar)
- 30 g de bicarbonato de sodio (efecto blanqueador)

Opción 2

Ingredientes

- 30 ml de ACVEE derretido al baño María
- 30 g de bicarbonato de sodio
- 3 gotas de AE de árbol del té *(Melaleuca alternifolia)*
- 2 gotas de AE de menta piperita *(Mentha x piperita)*

Nota: La menta aporta sensación de frescor y bienestar y el árbol del té potencia las propiedades antibacterianas del ACVEE.

Opción 3

Ingredientes

- 50 ml de ACVEE derretido al baño María
- 3 cs de arcilla blanca fina (remineralizante, elimina toxinas de la cavidad bucal)
- 5 gotas de AE de menta piperita *(Mentha x piperita)*

Opción 4

Ingredientes

- ¼ de cc de cúrcuma (propiedades antiinflamatorias)
- 2 cs de ACVEE derretido al baño María
- 3 gotas de AE de menta piperita *(Mentha x piperita)*

Nota: Utiliza esta mezcla una vez al día durante 15 días consecutivos y después una vez por semana.

Oil Pulling

El cepillado de los dientes no es suficiente para mantener la salud de la cavidad bucal. En la boca habitan millones de microorganismos vivos, algunos de los cuales pueden provocar inflamación de encías, caries, gingivitis o abscesos dentales, cuando la higiene bucal no es la correcta, y favorecer el paso de microorganismos al torrente sanguíneo, generando daños a nivel orgánico y celular, especialmente en situaciones de baja inmunidad, estrés, alimentación desequilibrada, etc.

La técnica del *Oil pulling* tiene su origen en la Medicina Ayurveda. Se menciona como *gandusha* o *kaval* en el antiguo texto Ayurvédico de Charaka Samhita, aconsejándose para el tratamiento de numerosas enfermedades: cefalea, migraña, asma, diabetes, osteoartritis, bronquitis, fatiga crónica, problemas dermatológicos..., por su capacidad para favorecer la desintoxicación del organismo y promover la salud.

El *Oil pulling* es también un remedio de larga tradición popular en India para mejorar la salud oral y prevenir caries, halitosis, sangrado de encías, sequedad de garganta, labios agrietados, gingivitis, úlceras bucales o eliminación de la placa bacteriana.

La investigación muestra que la técnica del *Oil pulling* con ACVEE tiene un efecto preventivo en la formación de placa bacteriana y gingivitis. Asimismo, esta técnica 100 % natural, ecológica y de bajo coste, según estudios realizados, ha mostrado la misma efectividad que los colutorios a base de clorhexidina, en la prevención y el tratamiento de la halitosis.

Tradicionalmente se utiliza aceite de sésamo por sus múltiples propiedades, pero recientemente se aconseja emplear también ACVEE por su demostrado poder antibacteriano.

El mejor momento para practicar el *Oil pulling* es en ayunas, recién levantados de la cama. La ducha es un buen momento. Durante el día, mientras estamos despiertos, producimos una media de 1-1,5 litros de saliva que protege nuestra cavidad bucal del exceso de bacterias perjudiciales. Mientras dormimos, sin embargo, apenas producimos saliva y se acumula un mayor número de bacterias en la boca y la faringe. De ahí la importancia de lavarnos los dientes a conciencia antes de acostarnos y de practicar el ancestral *Oil pulling* al levantarnos para eliminar las bacterias generadas durante el sueño nocturno y desintoxicar el organismo.

Preparación

1. Por la mañana, en ayunas, pon 1 cp o 1 cs de ACVEE en la boca. Mueve el aceite de un lado a otro, entre dientes y encías, durante 15-20 minutos. Mantenlo en

la boca sin tragar. Como ya he comentado, un buen momento para hacerlo es mientras te duchas.

2. Si sientes la necesidad de tragar, respira profundamente por la nariz. Si la necesidad persiste, traga sólo en la parte posterior de la garganta, manteniendo el ACVEE en la parte delantera de la boca. Si el primer día no consigues mantener el ACVEE en la boca durante el tiempo indicado, no te preocupes e inténtalo al día siguiente. Algunas personas requieren de unos días para acostumbrarse.

3. Puedes practicar *oil pulling* todos los días para una desintoxicación óptima o hacerlo una o dos veces por semana. En aquellas situaciones que requieran una mayor desintoxicación y se practique varias veces al día, deberá hacerse antes de las comidas, con el estómago vacío.

4. Transcurridos los 15-20 minutos, vierte el aceite en un bote (no lo tires al fregadero) o escúpelo en un papel de cocina y tíralo al cubo de la basura.

5. Lava tus dientes de forma habitual o enjuaga tu boca con agua de mar o agua con sal marina. Si cepillas tus dientes, es mejor que reserves un cepillo dental para después del *oil pulling* y dispongas de otro para lavar tus dientes después de las comidas.

CABELLO

El ACVEE es un gran reestructurante del cabello dañado. Al contrario de la mayoría de cosméticos convencionales que se quedan en la superficie del cabello, la estructura molecular del ACVEE posibilita una penetración profunda libre de químicos. El ácido láurico y el ácido cáprico presentes en el ACVEE incrementan la resistencia del cabello, previenen y tratan las puntas abiertas y la pérdida de proteínas, facilitan el desenredado y le confieren un brillo natural espectacular.

Olvídate de las mascarillas y suavizantes para el cabello. El ACVEE es excelente para mimar tu cabello seco o dañado, así como tratar o prevenir la caspa y la sequedad del cuero cabelludo.

Una mascarilla semanal con ACVEE es suficiente para reparar las puntas estropeadas, aportar brillo natural, mantener un pelo sano y brillante y prevenir la caída.

Acondicionador

1. Aplica una pequeña cantidad de ACVEE en tu cabello limpio y húmedo desde la mitad del pelo hacia las puntas y peina tu pelo con comodidad.
2. Enjuaga con abundante agua tibia. Si es necesario, puedes dar una jabonada ligera extra en las puntas y enjuagar.

Caída

1. Derrite 1 cs de ACVEE al baño María. Retira del fuego y, antes de que se enfríe totalmente, añade 2 gotas de AE de Romero *(Rosmarinus officinalis)*.
2. Aplica en masaje sobre el cuero cabelludo.
3. Cubre tu cabeza con una toalla o gorro de ducha y deja actuar ½ o 1 hora antes de lavar con un champú ecológico.

Caspa (prevención y tratamiento)

Opción 1

1. Derrite 1 cs de ACVEE y añade 2 gotas de AE de cedro *(Juniperus virginiana)*.
2. Aplica en el cuero cabelludo mediante un suave masaje.
3. Cubre tu cabeza con una toalla o gorro de ducha y deja actuar la mezcla durante 30-60 minutos.
4. Lava tu cabello con un champú ecológico.

Opción 2

1. Derrite 1 cs de ACVEE y añade 1 cs de aceite de sésamo virgen extra.
2. Aplica la mezcla en tu cuero cabelludo mediante un suave masaje.
3. Cubre tu cabeza con una toalla o gorro de ducha y deja actuar la mezcla durante 30-60 minutos.
4. Lava tu cabello con un champú ecológico.

Opción 3

1. Masajea una nuez de ACVEE en tu cuero cabelludo.
2. Déjalo actuar durante 30-60 minutos o toda la noche. Si eliges esta segunda opción, es aconsejable utilizar un gorro de ducha o cubrir la almohada con una funda vieja para no mancharla.
3. Aclara tu pelo con abundante agua caliente o utiliza un champú ecológico.

Encrespamiento

Aplica en tu cabello una pequeña cantidad de ACVEE derretido entre las manos para evitar el encrespamiento y aportar luminosidad.

Mascarilla hidratante

Opción 1

1. Aplica una pequeña cantidad de ACVEE en tu cabello. Evita el cuero cabelludo si tienes el pelo graso.
2. Péinalo y déjalo actuar durante toda la noche. Protege la almohada con una funda vieja o ponte un gorro de ducha.

   Al día siguiente, lava tu cabello con un champú ecológico.

Opción 2

Ingredientes

- 2 cs de ACVEE
- 1 cs de miel cruda
- 1 huevo ecológico

Preparación

1. Mezcla todos los ingredientes y aplica sobre el cabello con un suave masaje.
2. Dejar actuar 30 minutos y lava con un champú ecológico.

CARA

Acné

Drenar hígado, riñón, piel e intestino con homeopatía, fitoterapia, etc. y seguir una alimentación saludable y equilibrada, es indispensable para tratar el acné. El ACVEE será también un gran aliado que actuará como antibiótico natural.

Ingredientes

- 1 cs de ACVEE derretido
- 1 cc de miel cruda ecológica
- 5 gotas de AE de árbol del té *(Melaleuca alternifolia)*

Preparación

1. Mezcla todos los ingredientes y aplica la mezcla sobre la piel con un ligero masaje.
2. Deja actuar 30 minutos y aclara con agua tibia.
3. Aplica una pequeña cantidad de ACVEE al que puedes añadir 1 gota de AE de árbol del té *(Melaleuca alternifolia)*.

Contorno de ojos

Opción 1

Una pequeña cantidad de ACVEE aplicado bajo tus ojos, prevendrá la formación prematura de arrugas, disminuirá las líneas de expresión y atenuará las ojeras.

No lo utilices justo antes de acostarte, para evitar que entre en los ojos.

Nota: Una aplicación diaria será suficiente. Si lo utilizas antes de maquillarte, deja que actúe unos 10-15 minutos antes.

Opción 2

Ingredientes

- 30 g de manteca de karité
- 30 g de ACVEE
- 30 g de gel de aloe vera

- 10 gotas de aceite de germen de trigo virgen ecológico (rico en vitamina E)
- 2 gotas de AE de incienso *(Boswellia rivae)*

Preparación

1. Derrite la manteca de karité y el ACVEE al baño María.
2. Mezcla con el resto de ingredientes.
3. Envasa la mezcla en un tarro de cristal.
4. Hidrata el contorno de ojos con una pequeña cantidad mañana y noche.

Desmaquillar

El aceite de coco es un desmaquillante natural muy apropiado para eliminar el maquillaje de cara y ojos.

1. Pon una nuez de ACVEE entre tus manos para que se derrita. Si es verano y está líquido, puedes poner 1 cp en un disco de algodón.
2. Limpia tu cara y retira con una toallita o *tissue.*
3. Lava y refresca tu cara con un tónico natural de agua de rosas.

Exfoliar (1 vez por semana o cada 2 semanas)

Opción 1

1. Derrite 2 cs de ACVEE al baño María.
2. Mezcla con 1 cs de azúcar integral de caña, hasta conseguir una textura homogénea.
3. Aplica en cara, cuello y escote en masaje circular. Deja actuar unos minutos y retira con abundante agua tibia.
4. Tonifica con agua de rosas e hidrata con una fina capa de ACVEE.

Opción 2

Ingredientes

- 2 cs de ACVEE
- 2 cs de miel cruda ecológica
- ¼ de cc de cúrcuma en polvo (antiinflamatoria, aclara la piel)
- ¼ de cc de canela en polvo (activa la circulación sanguínea)
- 1 cs de sal marina fina o gruesa

Preparación

1. Derrite el ACVEE al baño María.
2. Añade el resto de ingredientes y mezcla hasta conseguir una textura homogénea.

3. Aplica en cara, cuello y escote en masaje circular. Deja actuar unos minutos y retira con abundante agua tibia.
4. Tonifica con agua de rosas e hidrata con una fina capa de ACVEE.

Hidratar

El ACVEE se absorbe fácilmente, utilízalo después de la ducha diaria para hidratar cara y escote y prevenir las arrugas prematuras. Si te maquillas, deja actuar el ACVEE 10 minutos antes de aplicar el maquillaje.

Puedes personalizar tu loción y añadir 1-2 gotas de AE a la dosis facial:

- Piel madura : Jara cv Córcega *(Cistus ladaniferus)*
- Todo tipo de piel: lavanda *(Lavandula angustifolia)*

Limpieza facial

Ingredientes

- 1 taza de ACVEE derretido al baño María
- 1 cs de bicarbonato sódico (efecto exfoliante)
- 5 gotas de AE de limón *(Citrus limon)*, si tu piel es grasa. Los AE de cítricos pueden ser fotosensibilizantes; utilízalos sólo por la noche o si no vas a exponerte al sol
- 5 gotas de AE de lavanda *(Lavandula angustifolia)*, por su acción calmante y regenerante. Ideal para todo tipo de piel

- 5 gotas de AE de árbol del té *(Melaleuca alternifolia)* si tienes acné

Preparación

1. Mezcla el ACVEE con el resto de ingredientes.
2. Envasa en un tarro de cristal con tapa en un lugar fresco.
3. Aplícalo con un suave masaje para una limpieza profunda.
4. Lava tu cara y tonifica con agua de rosas.

Mascarilla

1. Mezcla ACVEE derretido y miel cruda a partes iguales.
2. Aplica la mascarilla en tu cara y déjala actuar 15 minutos. Seguidamente aclara con agua templada.
3. Tonifica con agua de rosas.

Pestañas (fortalecer)

Con el dedo o con la ayuda de un pincel, aplica una fina capa de ACVEE en tus pestañas.

CUERPO

- Evita las duchas y baños demasiado calientes, para no desproteger tu piel de sus aceites naturales y prevenir la deshidratación.
- No utilices jabones cargados de químicos, causantes de irritaciones y sequedad cutánea.
- Hidrata tu piel con cosméticos naturales al salir del baño o de la ducha, mientras tu piel está todavía húmeda, para favorecer su penetración.

Celulitis

1. Mezcla 1 cs de ACVEE con 4-5 gotas de AE de pomelo *(Citrus paradisi)*.
2. Realiza un masaje con un guante de crin para abrir los poros y estimular la circulación sanguínea.
3. Aplica la mezcla en masaje circular en las zonas afectadas. Puedes combinar esta fórmula con el zumo anticelulítico que encontrarás en el apartado de recetas.

Exfoliar

1. Mezcla 2 cs de ACVEE derretido con 2 cs de sal marina gruesa.
2. Aplica en masaje circular por todo el cuerpo antes de la ducha una vez por semana. Incide especialmente en codos y rodillas.

Hidratar

La suave textura del ACVEE lo convierte en un magnífico bálsamo hidratante corporal de fácil y rápida absorción.

Opción 1

Aplica ACVEE diariamente al salir de la ducha, con la piel todavía húmeda.

Opción 2

Ingredientes

- 100 g de ACVEE
- 30 g de manteca de karité
- 30 ml de aceite de germen de trigo virgen ecológico
- 30 ml de AOVEE
- 15 gotas de AE de lavanda *(Lavandula angustifolia)*

Preparación

1. Derrite el ACVEE y la manteca de karité al baño María.
2. Mezcla con el resto de ingredientes hasta conseguir una textura homogénea.
3. Envasa en un tarro de cristal con tapa.
4. Hidrata diariamente tu piel todavía húmeda, después de la ducha.

Masaje

El ACVEE es estable, no se enrancia, protege la piel de infecciones microbianas, deshidratación y envejecimiento prematuro. Constituye un excelente aceite vegetal para masajes, al que puedes añadir AE en función del objetivo que desees conseguir.

Base para masaje

- 1 cs de ACVEE derretido más alguno de los siguientes AE u otros de tu elección:
  - 3 gotas de AE de mandarina *(Citrus reticulata),* manzanilla romana *(Chamaemelum nobile)* o lavanda *(Lavandula angustifolia)* por su capacidad relajante y sedante. (El AE de mandarina es fotosensibilizante: no debe utilizarse antes de la exposición al sol).
  - 3 gotas de gaulteria *(Gaultheria procumbens)*: tendinitis, artritis, reumatismo, artrosis, contracturas y calambres musculares.
  - 3 gotas de ciprés de Provenza *(Cupressus sempervirens var. Stricta)*: varices, edemas en miembros inferiores, drenaje linfático, retención hidrolipídica, celulitis, cuperosis, varicosidades.

DEPILACIÓN o AFEITADO

En sustitución de la crema depilatoria o el jabón de afeitar

1. Si te depilas o afeitas con cuchilla, aplica una fina capa de ACVEE en tu piel, en lugar de tu crema depilatoria o jabón de afeitar habituales.
2. Seguidamente, aclara e hidrata con una nueva capa de ACVEE en sustitución del *after save* o crema hidratante habituales. Opcionalmente puedes añadir:

   - 1 gota de AE de ciprés *(Cupressus sempervirens)* si tienes problemas circulatorios en miembros inferiores.
   - 1 gota de AE de arbol del té *(Melaleuca alternifolia)*, si al pasar la cuchilla se ha producido alguna pequeña herida, tanto en la depilación como en el afeitado.
   - 1 gota de lavanda *(Lavandula angustifolia)*, que actuará como calmante y regenerante, tanto en la depilación como en el afeitado.

Crema hidratante para después de la depilación o el afeitado

Ingredientes

- 3 cs de ACVEE
- 4 cs de manteca de karité

- 2 cs de aceite vegetal de almendras dulces o caléndula
- 5 gotas de aceite esencial de lavanda *(Lavandula angustifolia)*

Preparación

1. Calienta al baño María el ACVEE y la manteca de karité.
2. Fuera del fuego, añade el aceite vegetal de almendras o caléndula y el aceite esencial de lavanda.
3. Remueve para que queden bien mezclados todos los ingredientes y reserva en un tarro hasta el siguiente uso.

Eliminar la cera de la depilación

Si te depilas con cera, el ACVEE te será de gran utilidad para eliminar los pequeños restos e hidratar tu piel.

DESODORANTE

Las propiedades antimicrobianas del ACVEE neutralizan las bacterias causantes del mal olor en las axilas.

Para algunas personas la aplicación de una ligera capa de ACVEE en la zona axilar es suficiente. Otras, sin embargo, precisan añadir algún otro componente que potencie su efecto.

A continuación, te propongo algunos AE y te sugiero distintas fórmulas para elaborar un desodorante casero 100 % natural, libre de químicos.

Aceites esenciales que puedes añadir a tu desodorante, si quieres dotarle de un agradable aroma y frescor:

- Lavanda *(Lavandula angustifolia).*
- Mandarina *(Citrus reticulata).* Es fotosensibilizante, por lo que no deberás utilizarlo si vas a exponerte al sol.
- Menta *(Mentha x piperita).*
- Limón *(Citrus limon).* Es fotosensibilizante, por lo que no deberás utilizarlo si vas a exponerte al sol.
- Geranio de Egipto *(Pelargonium x asperum).* Aroma floral.
- Bergamota *(Citrus bergamia).* Es fotosensibilizante, por lo que no deberás utilizarlo si vas a exponerte al sol.
- Ylang-ylang *(Cananga odorata).* Aroma floral.

Opción 1

Ingredientes

- 5 cs de ACVEE
- 1 cs de bicarbonato sódico
- 6 cs de arruzuz *(Maranta arundinacea).* Espesante natural utilizado en la cocina. Lo encontrarás en dietéticas.
- 2 cs de arcilla blanca
- 5 gotas del AE elegido

Preparación

1. Derrite el ACVEE al baño María.
2. Añade el bicarbonato sódico y mezcla hasta obtener una textura homogénea.
3. Incorpora el arruzuz y la arcilla.
4. Finalmente, añade el AE y vuelve a mezclar.
5. Envasa en un tarro de cristal de boca ancha.

Opción 2

Ingredientes

- 3 cs de ACVEE
- 3 cs de bicarbonato sódico
- 5-7 gotas del AE elegido

Preparación

1. Derrite el ACVEE al baño María.
2. Añade el bicarbonato sódico y mezcla hasta obtener una textura homogénea.
3. Finalmente, añade el AE y vuelve a mezclar.
4. Envasa en un tarro de cristal de boca ancha.

Opción 3

Ingredientes

- 3 cs de ACVEE
- 2 cs de manteca de karité
- 3 cs de bicarbonato sódico
- 1 cs de arcilla blanca
- 5 gotas del AE elegido

Preparación

1. Derrite el ACVEE y la manteca de karité al baño María.
2. Añade el bicarbonato sódico y mezcla hasta obtener una textura homogénea.
3. Incorpora la arcilla blanca y vuelve a mezclar.
4. Finalmente, añade el AE.

LUBRICANTE ÍNTIMO

El ACVEE es efectivo y seguro como lubricante para tus relaciones sexuales. A diferencia de las preparaciones comerciales, sus propiedades antibacterianas, antimicrobianas y antifúngicas favorecen la salud de la flora vaginal. Utilízalo cuando necesites una lubricación natural. No utilices ACVEE si empleas preservativos de látex. El aceite podría reblandecer el preservativo y aumentar el riesgo de rotura.

MAMÁS, BEBÉS Y NIÑOS

Estrías del embarazo

Para prevenir las estrías del embarazo, utiliza ACVEE como loción hidratante para después del baño y por la noche antes de acostarte.

Grietas en el pezón (prevención)

Mantén tus pezones hidratados y evita las dolorosas grietas, aplicando un poco de ACVEE después de cada toma.

Dermatitis del pañal

Si el culito de tu bebé está irritado, enrojecido, con picor..., unta una pequeña cantidad de ACVEE en su piel, mediante un suave masaje para facilitar su absorción, en cada cambio de pañal o en función de la necesidad.

Piojos

Quien tiene niños pequeños en casa ha sufrido en alguna ocasión el calvario de los piojos. Los tratamientos convencionales utilizados para su eliminación son agresivos y poco saludables, pues se absorben a través del cuero cabelludo y pasan al torrente sanguíneo. El ACVEE, junto con el vinagre de manzana y el AE de árbol del té *(Melaleuca alternifolia)*, es una combinación estupenda para deshacerse de los piojos de forma totalmente natural.

Preparación

1. Empapa el pelo con vinagre de manzana sin filtrar (si es necesario, puedes diluirlo en un poco de agua).
2. Cubre la cabeza con un gorro de ducha durante media hora.
3. Retira el gorro y espera a que el vinagre se haya secado totalmente.
4. En un bol, derrite al baño María una cantidad generosa de ACVEE (la cantidad dependerá de si el niño o la niña tiene el cabello corto o largo).
5. Añade 4-5 gotas de AE de árbol del té *(Melaleuca alternifolia)* al ACVEE derretido.
6. Aplica la mezcla sobre el cabello. Masajea para que quede bien impregnado.
7. Cubre nuevamente la cabeza con el gorro y, si es posible, déjalo actuar durante varias horas o toda la noche.
8. Retira el gorro, peina el cabello con una liendrera (peine para piojos) y, seguidamente, lava con un champú ecológico al que puedes añadir 2 o 3 gotas de AE de árbol del té *(Melaleuca alternifolia)*. Deja actuar durante 5 minutos.
9. Finalmente, aclara bien el cabello y vuelve a pasar la liendrera.
10. Durante varias semanas, deberás añadir AE de árbol del té *(Melaleuca alternifolia)* a la dosis de champú y pasar la liendrera para eliminar las posibles liendres.

De este modo, evitarás que se produzca nuevamente la infestación.

MANOS

Cutículas

Aplica una pequeña cantidad de ACVEE en cada dedo y masajea hasta su completa absorción. Este simple gesto endurecerá tus uñas e hidratará la piel alrededor de las mismas, al tiempo que reblandecerá las cutículas y te permitirá retirarlas con mayor facilidad.

Exfoliar

Ingredientes

- 1 cs de ACVEE
- 1 cp de miel cruda ecológica
- 1 cp de sal marina sin refinar
- 1 cp de azúcar integral
- 5 gotas de aceite esencial de limón *(Citrus limon)*. Es fotosensibilizante: no lo utilices si vas a exponerte al sol.

Preparación

1. Derrite el ACVEE al baño María y mézclalo con la miel.

2. Añade el resto de ingredientes y remueve hasta obtener una mezcla homogénea.
3. Aplica sobre las manos con un ligero masaje circular.
4. Enjuaga con agua tibia y aplica una fina capa de ACVEE o la crema hidratante de lavanda que te propongo en este apartado.

Hidratar

Opción 1

Hidrata tus manos con ACVEE en cualquier momento del día, tantas veces como sea necesario, especialmente después de lavártelas y por la noche al acostarte. Al tratarse de una grasa 100 % natural, no producirá ninguna reacción adversa.

Si lo deseas, en alguna de las aplicaciones puedes añadir 1 gota de AE de Lavanda *(Lavandula angustifolia)*, que actuará como calmante y regenerador cutáneo.

Opción 2

Crema hidratante de lavanda

De fácil elaboración, esta crema hidratará unas manos secas y las cutículas, dejando un agradable y suave aroma de AE de lavanda *(Lavandula angustifolia)*. Puedes aplicarla también en codos y talones. Al ser una crema rica en grasa natural, te recomiendo utilizarla por la noche al acostarte o cuando tengas un momento de relax.

Ingredientes

- 2 cs de ACVEE
- 2 cs de AOVEE
- 50 ml de aceite de almendras dulces
- 3 cs de cera de abeja rallada, en función de la textura deseada (si eres vegano, utiliza manteca de karité)
- 15 gotas de AE de lavanda (*Lavandula angustifolia*)

Preparación

1. Mezcla los tres aceites en un cazo y caliéntalos a fuego bajo hasta que estén tibios.
2. Retira el cazo del fuego y añade la cera de abeja o el karité. Remueve hasta que esté completamente derretida.
3. Deja enfriar durante unos 15 minutos e incorpora el AE de lavanda. Mezcla y envasa la crema en un recipiente de vidrio con tapa.

Nota: Puedes guardar la crema a temperatura ambiente. En invierno presentará una consistencia más sólida y en verano más ligera. Cuando la temperatura sea más cálida, si lo prefieres, puedes refrigerarla. Si la primera vez que preparas la crema la textura no es la deseada, la próxima ocasión puedes añadir o eliminar 1 cs de cera de abeja o karité.

MASCOTAS

Si tu gato o perro tiene problemas dermatológicos, aplica ACVEE en la zona a tratar. No hay ningún problema si se lame. Si ves que le gusta, puedes añadir una pequeña cantidad a su comida diaria para obtener mejores resultados y enriquecerla con ácidos grasos.

PIES

Talones secos o agrietados

Opción 1

En invierno los pies están poco en contacto con el aire libre y los talones se resecan o agrietan con facilidad. Utiliza una nuez de ACVEE para mantenerlos hidratados, relajados y sanos, aplicado en un suave masaje para favorecer su absorción. Si hidratas tus pies después del baño, ten cuidado de no hacerlo dentro de la ducha para evitar resbalar.

Opción 2

Ingredientes

- 2 cs de ACVEE
- 2 cs de manteca de karité
- 2 gotas de AE de menta *(Mentha x piperita)* (aportarán aroma y frescor)

Preparación

1. Derrite el ACVEE y el karité al baño María.
2. Añade el AE, remueve, envasa, deja que tome cuerpo e hidrata con esta crema tus pies, especialmente los talones.

Nota: Esta misma crema puedes utilizarla también para otras zonas resecas del cuerpo como los codos o rodillas.

PEQUEÑAS DOLENCIAS COTIDIANAS

AFTAS BUCALES

Consume 3 cs de ACVEE solas, junto con comida o diluidas en agua tibia tres veces al día.

Si sufres de aftas bucales a menudo y practicas diariamente el *oil pulling,* observarás que no vuelven a aparecer.

CORTES Y HERIDAS

Lava la herida a conciencia. Una vez seca, aplica una pequeña cantidad de ACVEE en la zona afectada. Repite la operación una o dos veces al día. Las propiedades antibacterianas del ACVEE prevendrán la infección y la herida cicatrizará sin ningún problema.

DOLOR DE GARGANTA

Las propiedades antiinflamatorias del ACVEE mejorarán la irritación y favorecerán la curación.

Preparación

1. Calienta ligeramente 1 cp de ACVEE.
2. Déjala caer dentro de la garganta. No tragues inmediatamente.

También puedes preparar un jarabe calmante que reducirá el dolor y aliviará la tos.

Ingredientes

- 2 cs de ACVEE derretido
- 3 cs de miel cruda de eucaliptus o tomillo
- 2 cs de jengibre rallado (el zumo)
- 2 gotas de AE de limón *(Citrus limon)*

Preparación

1. Mezcla el ACVEE con el resto de ingredientes.
2. Envasa en un tarro de cristal con tapa y añade 1 cp a tus infusiones.

Eccema, Erupciones o Varicela

Puedes aplicar directamente ACVEE en la zona afectada varias veces al día y, en caso de eccemas o trastornos dermatológicos que cursen con piel seca, pruriginosa o descamada, preparar la siguiente fórmula.

Ingredientes

- 30 ml de ACVEE
- 30 g de manteca de karité
- 5 gotas de AE de geranio de Egipto *(Pelargonium x asperum)*

Preparación

1. Derrite al baño María el ACVEE y la manteca de karité.
2. Transcurridos unos minutos añade el AE. Mezcla y deja que la fórmula tome cuerpo.
3. Aplícala sobre tu piel cuando lo necesites.

Epistaxis nasal (sangrado)

Moja una mecha de algodón con ACVEE. Añade 1-2 gotas de AE de geranio de Egipto *(Pelargonium x asperum)*. Introdúcela en la fosa nasal afectada para detener el sangrado.

HERPES LABIAL

El ACVEE favorecerá la rápida eliminación y cicatrización del herpes, sólo tienes que aplicar una pequeña cantidad en la zona a tratar varias veces al día.

PECHO CONGESTIONADO (ADULTOS)

Ingredientes

- 50 ml de ACVEE derretido al baño María
- 50 g de manteca de karité
- 5 gotas de AE de eucalipto *(Eucalyptus globulus)*
- 5 gotas de AE de tomillo *(Thymus vulgaris)*

Preparación

Mezcla los ingredientes y aplica una pequeña cantidad sobre pecho y espalda antes de acostarte.

REPELENTE DE INSECTOS

Ingredientes

- 50 ml de ACVEE derretido al baño María
- 10 gotas de AE de citronela de Madagascar *(Cymbopogon giganteus)*

Preparación

Mezcla ambos ingredientes y masajea una pequeña cantidad en muñecas, nuca y tobillos. Además de actuar como repelente, esta loción calmará también el picor provocado por picaduras de insectos.

UÑAS (MICOSIS)

Como se ha comentado en el apartado de salud, las propiedades antifúngicas del ACVEE, junto con una buena higiene de la zona a tratar, resultarán de gran eficacia en el tratamiento de la micosis.

Preparación

1. Aplica una pequeña cantidad de ACVEE en la zona afectada mañana y noche.
2. Ingiere también diariamente 1 cs de ACVEE, para tratar la afección desde el interior.
3. Para aumentar la sinergia, puedes añadir en cada aplicación a nivel externo, 1 gota de AE de árbol del té *(Melaleuca alternifolia)*. Este AE es un potente antibacteriano de amplio espectro de acción.

V

ACEITE DE COCO
EN LA COCINA

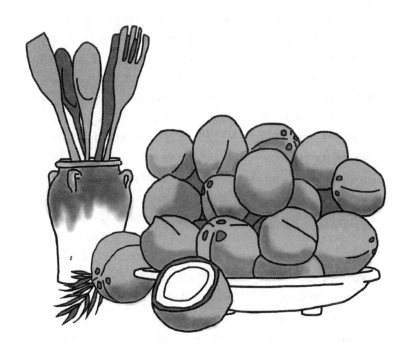

El aceite de coco virgen extra ecológico (ACVEE) es un ingrediente esencial en la gastronomía de las regiones costeras tropicales. Los habitantes de estas áreas, que siguen una dieta tradicional, en la que prácticamente la mitad de su ingesta calórica diaria proviene del coco y de su aceite, gozan de excelente salud y muestran una menor incidencia de trastornos cardiovasculares, cáncer, diabetes o artritis. Desde hace unos años, la creciente demanda en Occidente de productos naturales no tóxicos, con propiedades medicinales para la prevención y el tratamiento de enfermedades, ha puesto de relieve los indudables beneficios de esta magnífica grasa vegetal.

En las últimas décadas, la investigación sobre las propiedades del ACVEE se ha intensificado y su popularidad como «superalimento» crece día a día, recomendándose en cualquier tipo de dieta, ya sea convencional, *raw, paleo, cetogénica*..., como excepcional fuente de energía.

Por encima de los 24 °C el ACVEE se convierte en un líquido transparente y a temperaturas inferiores se solidifica, sin que se vean alteradas sus excelentes propiedades. Ésta es la razón por la cual a temperatura ambiente es sólido en invierno y líquido en verano. Si te apetece una textura más densa, en épocas más cálidas puedes mantenerlo refrigerado.

El ACVEE es muy estable al calor, con un punto de humeo superior a otros aceites vegetales. Es resistente a la oxidación y no se enrancia con facilidad, por lo que es una grasa ideal para cocinar o freír.

En este apartado te propongo algunas recetas vegetales de fácil elaboración, así como sugerencias para incorporar el

ACVEE en tu alimentación. No es necesario incluirlo en todas tus comidas. Lo ideal es combinarlo con otras grasas saludables, como las contenidas en otros aceites vegetales vírgenes extra ecológicos, como el de lino, rico en omega-3 o el aromático aceite de oliva, sin lugar a dudas, la estrella de los aceites para aliñar en frío.

Sugerencias de utilización

☑ **Infusiones, café, una taza de chocolate caliente:** Los ácidos grasos de cadena media (AGCM) del ACVEE no pierden sus propiedades ni con el frío ni con el calor. Utilízalo en sustitución de cualquier edulcorante, para dar un impulso de energía a tu bebida favorita.

☑ **Batidos verdes:** Una cucharadita de ACVEE dará un toque excepcional a tu batido favorito. No olvides incluir siempre algo verde en tu receta. Si no te gusta mezclarlo, puedes ingerirlo sólo antes del batido.

☑ **Barritas energéticas, galletas, bizcochos...:** Si te apetece variar el sabor de tus recetas, puedes sustituir la grasa saludable que utilices en su elaboración por ACVEE. Además, el suave toque de dulzor del ACVEE te permitirá reducir la cantidad de azúcar.

☑ **Frituras:** Prioriza en tu dieta diaria las cocciones saludables, pero, si en algún momento te apetece preparar una fritura o tempura, el ACVEE es una grasa muy estable que no se oxida y permite freír los alimentos a altas temperaturas. La baja densidad del ACVEE aportará un toque crujiente a tus alimentos y evitará que queden aceitosos.

☑ **Saltear verduras, hortalizas, proteína animal o vegetal:** El ACVEE dará un toque exótico y un sabor y aroma excepcionales a tu receta. Si, además, añades especias como curry, cúrcuma, pimienta negra, comino, hinojo, nuez moscada, canela, cardamomo…, aumentará el potencial terapéutico del plato.

☑ **Ensaladas:** En la dieta mediterránea el aceite de oliva virgen extra es, sin duda, el protagonista de platos crudos, pero si en algún momento te apetece una ensalada distinta, puedes utilizar también ACVEE para preparar una exótica vinagreta, a la que puedes añadir jengibre, salsa de soja…

☑ **Untar pan o *crackers*:** En lugar de mantequilla ecológica o cremas de frutos secos o semillas, como el delicioso tahini, para variar puedes untar *crackers* o una rebanada de pan integral de espelta, kamut, centeno… con ACVEE. Espolvoréala con sésamo tostado, nueces troceadas, semillas de Chía, virutas de chocolate negro…, acompáñala de una tonificante infusión y ¡disfruta del momento y de la energía saludable del ACVEE!

☑ **Mantequilla de frutos secos:** Tritura tus frutos secos preferidos con ACVEE y obtendrás una deliciosa mantequilla de frutos secos 100 % natural para untar en *crackers* o pan integral.

☑ **Palomitas de maíz:** Prepara en casa tus propias palomitas, libres de grasas hidrogenadas, añadiendo simplemente un poco de ACVEE a la sartén. No se pegarán y se abrirán fácilmente. Aderézalas una vez en el bol con un hilo de ACVEE derretido y sal marina o sal de hierbas.

DESAYUNOS, MERIENDAS Y TENTEMPIÉS

BATIDO DE MANZANA Y KALE

Ingredientes

- 1 manzana verde o roja
- 2 hojas de col kale cortadas a trozos pequeños y sin el tronco central
- 5 almendras crudas sin piel (si las escaldas unos segundos en agua hirviendo, la piel sale muy fácilmente)
- 1 cc de ACVEE
- 1 vaso de agua filtrada o agua de coco

Preparación

Introduce todos los ingredientes en la batidora y tritura hasta conseguir una textura homogénea. Puedes añadir más líquido en función de tus preferencias.

115

BATIDO TONIFICANTE

Ingredientes

- 1 taza de leche de avellanas (sin azúcar añadido)
- 1 plátano maduro
- 1 cc de polen
- 1 cc de cáñamo
- 1 cc de cacao crudo en polvo
- 1 cp de ACVEE
- 1 cc de sirope de agave o miel cruda (opcional)

Preparación

Pon todos los ingredientes en la batidora y tritura hasta conseguir una textura homogénea. Sirve el batido espolvoreado con canela en polvo.

Nota: Este batido es ideal para una inyección de energía postentrenamiento o en cualquier momento del día.

BATIDO DE FRUTAS DEL BOSQUE

Ingredientes

- 1 vaso de kéfir de cabra o leche de almendras (sin azúcar añadido)
- 1 taza de frutas del bosque
- 2 dátiles de rama

- ½ cc de extracto de vainilla natural
- 1 cp de ACVEE

Preparación

Pon todos los ingredientes en la batidora y tritura hasta conseguir una textura homogénea. Sirve el batido espolvoreado con coco rallado, bayas de Goji ecológicas, semillas de sésamo…

ZUMO ANTICELULÍTICO

Ingredientes

- 1 pepino con piel
- 2 o 3 troncos de apio
- 1 rodaja de jengibre fresco pelado
- 1 limón o pomelo
- 1 manojo de perejil
- 1 cp de ACVEE

Preparación

1. Lava y trocea todos los ingredientes.
2. Pásalos por la licuadora o el extractor de zumos.
3. Añade el ACVEE (si es invierno deberás derretirlo previamente).
4. Toma el zumo inmediatamente para que no se oxide ni pierda sus propiedades.

Nota: Si lo prefieres, puedes tomar directamente el ACVEE y a continuación el zumo.

ZUMO SABOR TROPICAL

Ingredientes

- 2 rodajas de piña natural pelada
- ½ pepino con piel
- Un puñado de hojas de canónigos
- Unas ramitas de menta fresca
- 1 rodaja de jengibre fresco pelado
- 1 cp de ACVEE

Preparación

1. Lava y trocea todos los ingredientes.
2. Pásalos por la licuadora o el extractor de zumos.
3. Añade el ACVEE (si es invierno deberás derretirlo previamente).
4. Toma el zumo inmediatamente para que no se oxide ni pierda sus propiedades.

Nota: Si lo prefieres, puedes tomar directamente el ACVEE y a continuación el zumo.

ZUMO VERDE MATUTINO

Ingredientes

- 1 pepino con piel
- Un puñado de hojas de rábano o mostaza
- 1 zanahoria
- 1 manzana pequeña con piel
- Un manojo de cilantro
- 1 cp de ACVEE

Preparación

1. Lava y trocea todos los ingredientes.
2. Pásalos por la licuadora o el extractor de zumos.
3. Añade el ACVEE (si es invierno deberás derretirlo previamente).
4. Toma el zumo inmediatamente para que no se oxide ni pierda sus propiedades.

Nota: Si lo prefieres, puedes tomar directamente el ACVEE y a continuación el zumo.

LECHE INTEGRAL DE CÁÑAMO

Ingredientes

- 1 ½ taza de agua mineral o filtrada
- 1 cp de ACVEE
- 4 cs de cáñamo

- ½ cc de extracto de vainilla
- Un hilo de miel cruda o sirope de agave
- Canela en polvo para espolvorear

Preparación

Tritura todos los ingredientes en la batidora o robot. No es necesario filtrarla.

Nota: Puedes tomar la leche sola, espolvoreada con canela en polvo, mezclada con granola (pág. 122) o con copos o cereales integrales sin azúcar añadido y frutas frescas o desecadas.

LECHE DE COCO

Ingredientes

- 100 g de coco rallado ecológico
- 1 litro de agua calentada a 80 °C

Preparación

1. Pon el coco y el agua en el vaso de la batidora y tritura durante unos segundos.
2. Cuela en un colador de malla fina.
3. Deja enfriar y refrigera (se mantendrá en perfectas condiciones durante 3-4 días).

LECHE DE COCO DORADA

Ingredientes

- 1 cc de ACVEE
- ¼ de cc de cúrcuma
- 1 pizca de pimienta negra molida
- ½ cc de canela
- 1 pizca de nuez moscada
- 1 clavo de olor
- 1 pizca de extracto de vainilla
- 250 ml de leche de coco (*véase* receta en página 120)
- 1 cc de miel cruda ecológica

Preparación

1. Derrite el ACVEE en un cazo a fuego bajo.
2. Añade las especias y mezcla.
3. Incorpora la leche de coco y hierve durante unos 10 minutos a fuego muy bajo.
4. Sirve la leche dorada en una taza o bol. Añade la miel y… ¡disfruta de esta reconfortante y antiinflamatoria bebida!

GRANOLA

Ingredientes

- 1 taza de nueces
- 1 taza con mezcla de semillas de calabaza, girasol, sésamo y chía
- 1 taza de coco rallado
- 1 cp de canela en polvo
- 1 pizca de nuez moscada
- ¼ de taza de ACVEE derretido
- Un hilo de sirope de agave

Preparación

1. Trocea las nueces y las semillas en un robot de cocina.
2. Retira del robot y mezcla con el resto de ingredientes.
3. Extiende la mezcla en una bandeja forrada con papel de horno.
4. Hornea a 150 °C durante 10-15 minutos.

Nota: Ideal para desayunar mezclada con bebida vegetal o yogur o kéfir de cabra o de oveja. Al servir la granola, puedes añadir también un puñado de frambuesas o arándanos frescos o desecados.

SORBETE DE FRUTAS DEL BOSQUE

Ingredientes

- 250 g de frutas del bosque congeladas (puedes prepararlo también con otras frutas)
- 1 aguacate
- 1 cp de ACVEE
- 1 cs de sirope de agave o concentrado de manzana

Preparación

Saca la fruta del congelador y tritúrala en el robot de cocina con el resto de ingredientes. Sirve el sorbete inmediatamente para que no pierda cuerpo.

MERMELADA DE HIGOS Y DÁTILES

Ingredientes

- 250 g de higos frescos
- 3 o 4 dátiles de rama (sin hueso)
- 1 cp de ACVEE
- ½ limón (el zumo)
- Una pizca de sal marina
- 1-2 cs de azúcar de coco o sirope de agave (opcional)

Preparación

1. Lava, pela los higos y córtalos a cuartos. Puedes dejar algunos con piel.
2. Coloca los higos en una cazuela a fuego medio, junto con el resto de ingredientes.
3. Cuando empiece a hervir, baja el fuego al mínimo y cocina durante unos 30 minutos (el tiempo dependerá del grado de madurez de la fruta). Remueve a menudo.
4. Tritura la mermelada. Déjala más o menos fina en función de tus preferencias.
5. Envásala en un tarro de cristal con tapa y, una vez fría, refrigérala. Se mantendrá en perfectas condiciones durante una semana.

Nota: En general, prefiero las mermeladas de rápida y fácil elaboración con frutas de temporada. Salvo contadas excepciones, no añado ningún edulcorante o lo utilizo en muy poca cantidad. ¡Prefiero disfrutar del propio dulzor de la fruta!

CREMA DE AVELLANAS PARA UNTAR

Ingredientes

- 200 g de avellanas tostadas y sin piel
- 50 g de cacao puro en polvo (puede ser mayor cantidad en función de tus preferencias)
- 200 ml de ACVEE sin derretir (si es verano, puedes ponerlo un rato en la nevera para que coja cuerpo, sin que se endurezca demasiado. Debe quedar cremoso)

- 50 g de azúcar de coco, azúcar integral de caña finamente molido, sirope de agave o miel cruda ecológica (la cantidad puede ser ligeramente superior para los muy golosos)
- Una pizca de sal marina
- ¼ de cc de canela en polvo

Preparación

1. Reserva 50 g de avellanas y tritura el resto en un robot de cocina, hasta obtener un polvo de avellanas.
2. Tritura muy ligeramente las avellanas reservadas para que queden con textura.
3. Coloca el polvo de avellanas y las avellanas en un bol. Añade el resto de ingredientes. Remueve hasta obtener una textura homogénea.

Nota: Si es verano guarda la crema en la nevera. Si es invierno no será necesario, porque el ACVEE se mantendrá sólido a temperatura ambiente.

BOCADITOS DE FRESÓN

Ingredientes

- Fresones lavados y sin rabito
- Aceite de coco

Preparación

Pon una pequeña cantidad de ACVEE sin derretir encima de cada fresón y disfruta de este rápido, saludable, delicioso y energético tentempié a media mañana o a media tarde.

DIPS

Guacamole

Ingredientes

- 1 cc de ACVEE derretido
- 1 aguacate cortado a dados
- 1 tomate maduro cortado a dados
- 1 cebolla pequeña finamente picada
- 1 cs de hojas de perejil o cilantro picadas
- 1 diente de ajo picado
- ½ o 1 limón (el zumo)
- Sal de hierbas, marina o sal del Himalaya
- 1 pizca de pimienta negra molida

Preparación

1. Coloca todos los ingredientes en un bol.
2. Con un tenedor chafa el aguacate y el resto de ingredientes. El tomate y la cebolla quedarán con textura.
3. Sirve con *crackers* o tiras de zanahoria, pimiento, apio…

TAPENADE DE TOMATES SECOS

Ingredientes

- 1 cs de ACVEE
- 150 g de tomates secos hervidos 5 minutos y escurridos (reserva el agua)
- 1 puñado de hojas de albahaca fresca
- 1 cc de alcaparras
- 50 g de aceitunas negras sin hueso
- 2 cs de piñones
- 1 diente de ajo picado
- 1 pizca de pimienta negra molida
- 1 cc de pimentón dulce o picante
- Sal de hierbas o sal marina al gusto
- 1 cc de orégano seco

Preparación

1. Tritura todos los ingredientes en un robot de cocina hasta conseguir una textura homogénea. Si es necesario, puedes añadir un poco del agua de hervir los tomates secos.
2. Sirve acompañado de tostadas de pan integral de kamut o espelta recién hechas.

Nota: Utiliza el tapenade como acompañamiento de cualquier plato.

Pepino y yogur de cabra

Ingredientes

- 1 cp de ACVEE
- ½ pepino con piel, si es de cultivo ecológico, cortado a dados
- 3 cs de yogur ecológico de cabra (también puedes utilizar yogur de oveja)
- 1 puñado de hojas de menta fresca picadas
- 1 pizca de pimienta negra molida
- 1 diente de ajo picado
- Sal Kala Namak, Himalaya, sal de hierbas o sal marina

Preparación

1. Tritura todos los ingredientes en un robot de cocina hasta conseguir una textura homogénea.
2. Sirve como *topping* de verduras al vapor, con tiras de verduras o *crackers* de arroz, quinoa, trigo sarraceno…

Queso feta y pimiento rojo

Ingredientes

- 1 cp de ACVEE
- 100 g de queso feta
- 1 pimiento rojo pequeño cortado a dados
- Sal de hierbas o sal marina

- 10 almendras tostadas y sin piel
- ½ cc de cúrcuma molida
- 1 pizca de pimienta negra molida

Preparación

1. Tritura todos los ingredientes en un robot de cocina.
2. Sirve con pan integral recién tostado o como acompañamiento de una refrescante ensalada, junto con *crackers* de trigo sarraceno.

MANTEQUILLA DE ANACARDOS

Ingredientes

- 200 g de anacardos crudos, puestos en remojo la noche anterior, lavados y escurridos al día siguiente
- 80 ml de leche de coco, almendras o avellanas, sin azúcar añadido (la cantidad puede ser ligeramente superior o inferior, en función de la textura deseada)
- 3 cs de zumo de limón recién exprimido
- 1 cp de ACVEE
- Una pizca de sal de hierbas o de Himalaya

Preparación

1. Pon todos los ingredientes en la batidora y tritura hasta conseguir una consistencia cremosa. Si es necesario, añade más líquido.

2. Envasa en un tarro de cristal con tapa y deja reposar la mantequilla unas horas en la nevera antes de utilizarla.
3. Sírvela con tiras de verduras o *crackers*. Pruébala también en el desayuno o merienda, untada en pan de espelta o kamut recién tostado, acompañado de mermelada de higos y dátiles (pág. 123).

CREMAS Y SOPAS

CREMA DE CALABAZA

Ingredientes

- 1 cs de ACVEE
- 1 cc de semillas de comino
- 1 cebolla grande laminada
- 2 troncos de apio finamente picados (si tiene hilos, retíralos previamente)
- 2 dientes de ajo
- 1 cs de jengibre fresco pelado y rallado
- 400 g de calabaza pelada y cortada a dados
- 1 cc de cúrcuma en polvo
- Una pizca de pimienta negra molida
- Sal marina
- 600 ml de agua o caldo de verduras (la cantidad puede ser mayor o menor en función de tus preferencias)
- 2 cs de pipas de girasol

Preparación

1. Calienta el ACVEE en una cazuela con tapa y rehoga las semillas de comino hasta que estén ligeramente doradas.
2. Añade la cebolla, el apio, los ajos y el jengibre. Rehoga a fuego bajo y con la cazuela tapada, hasta que la cebolla esté transparente, removiendo a menudo para evitar que las verduras se quemen.
3. Incorpora la calabaza, la cúrcuma, la pimienta negra, la sal marina y el agua o caldo de verduras y hierve durante unos 15-20 minutos o hasta que la calabaza esté tierna.
4. Retira la cazuela del fuego, añade las pipas de girasol y tritura hasta obtener una mezcla homogénea. Puedes añadir más agua o caldo de verduras, en función de la textura deseada.

CREMA DE GUISANTES Y ESPINACAS

Ingredientes

- 2 cs de ACVEE
- 1 cebolla mediana laminada
- 1 puerro laminado (incluida la parte verde tierna)
- 400 g de guisantes frescos o congelados
- Un puñado de espinacas frescas
- 1 cc de polvo de curry
- 500 ml de agua o caldo de verduras (la cantidad puede ser mayor o menor en función de tus preferencias)

- Una pizca de pimienta negra molida
- 1 cs de semillas de calabaza
- Sal de hierbas
- Germinados de puerro o cebolla para adornar

Preparación

1. Calienta el ACVEE en una cazuela. Rehoga la cebolla y el puerro, a fuego medio, hasta que estén transparentes.
2. Añade los guisantes, las espinacas y el curry. Rehoga 3-4 minutos, removiendo a menudo, para que las verduras no se quemen.
3. Incorpora el agua o caldo de verduras. Lleva a ebullición y hierve durante 5 minutos.
4. Salpimenta, añade las semillas de calabaza y tritura hasta obtener una mezcla homogénea.
5. Sirve la crema en un bol, adornada con germinados de puerro o cebolla.

CREMA DE APIO Y ANACARDOS

Ingredientes

- 1 cs de ACVEE
- 1 cebolla mediana cortada en medias lunas
- 400 g de troncos de apio tierno laminados
- $^{3}/_{4}$ de litro de agua o caldo de verduras
- 2 patatas pequeñas peladas y troceadas

- 3 cs de anacardos crudos (también puedes utilizar almendras crudas o pipas de girasol o calabaza)
- 50 ml de leche de coco
- Pimienta negra molida y sal de hierbas

Preparación

1. Calienta el ACVEE en una cazuela. Añade la cebolla y rehógala a fuego medio y con la cazuela tapada hasta que esté transparente, removiendo a menudo para que no se queme.
2. Añade el apio y rehoga 3-4 minutos más.
3. Incorpora el agua o el caldo de verduras y las patatas. Hierve durante unos 20 minutos o hasta que las patatas estén tiernas.
4. Retira del fuego y añade los anacardos, la leche de coco y la pimienta.
5. Tritura hasta conseguir una mezcla homogénea. Si es necesario, rectifica de sal y pimienta y añade más líquido.
5. Sirve la crema en un bol, espolvoreada con sal de hierbas y adornada con unas hojitas de apio.

CREMA DE PUERRO Y COLIFLOR

Ingredientes

- 1 cs de ACVEE
- 1 puerro laminado, incluida la parte verde tierna
- 1 cp de jengibre fresco, pelado y rallado

- 1 coliflor lavada y cortada a flores
- 500 ml de agua o caldo vegetal (la cantidad puede ser mayor o menor, en función del tamaño de la coliflor)
- Sal marina
- 1 pizca de pimienta negra molida

Guarnición

- 1 cp de ACVEE
- 2 dientes de ajo laminados
- 100 g de garbanzos cocidos
- 1 pimiento verde pequeño finamente picado
- 1 pizca de sal marina
- 1 cs de perejil picado para adornar

Preparación

1. Calienta el ACVEE en una cazuela y rehoga el puerro y el jengibre hasta que el puerro esté transparente, removiendo a menudo para evitar que se quemen.
2. Añade el resto de ingredientes y hierve hasta que la coliflor esté tierna.
3. Tritura y rectifica de sal y pimienta, si es necesario.
4. Sirve la crema con la guarnición y espolvorea con perejil finamente picado.

Guarnición

1. Calienta el ACVEE y dora ligeramente los ajos laminados.
2. Saltea los garbanzos y el pimiento durante 3-4 minutos a fuego fuerte. Adereza con una pizca de sal marina.

SOPA MINESTRONE CON CALABAZA

Ingredientes

- 1 cs de ACVEE
- 2 tiras de apio finamente laminado, incluida la parte verde tierna
- 2 cebollas moradas laminadas
- 1 diente de ajo
- 1 calabaza pequeña pelada, sin semillas y cortada a dados pequeños (puedes utilizar también zanahoria)
- 4-5 hojas de col kale o acelgas troceadas
- 750 ml de agua o caldo de verduras (la cantidad puede ser mayor o menor en función de tus preferencias)
- 1 hoja de laurel
- 1 semilla de anís estrellado
- Sal marina o sal del Himalaya
- 2 tomates maduros cortados a dados (puedes escaldarlos previamente para retirar la piel)
- 100 g de judías blancas cocidas
- 1 cs de cilantro picado para adornar

Preparación

1. Calienta el ACVEE en una cazuela y rehoga el apio, las cebollas y el ajo durante 3-4 minutos, con la cazuela tapada.
2. Añade la calabaza, la col kale o las acelgas y rehoga 3-4 minutos más.
3. Incorpora el agua o el caldo de verduras, el laurel, el anís estrellado y la sal. Hierve a fuego lento durante 15-20 minutos o hasta que la calabaza esté tierna.
4. Añade los tomates y las judías y prosigue la cocción durante 10 minutos más.
5. Sirve la sopa caliente, espolvoreada con cilantro picado.

SOPA DE LENTEJAS CORAL

Ingredientes

- 1 cs de ACVEE
- 1 cc de semillas de comino
- ½ cp de semillas de cilantro molidas
- 1 manojo de cebolleta tierna finamente laminada
- 150 g de lentejas Coral
- 1 cc de jengibre rallado, previamente pelado
- 1 litro de agua o caldo de verduras
- 2 zanahorias cortadas a rodajas finas
- 1-2 hojas de laurel
- Sal marina
- 1 cc de pimentón dulce para espolvorear
- Perejil o cilantro fresco picado para espolvorear

Preparación

1. Calienta el ACVEE en una cazuela y dora ligeramente las semillas de comino y cilantro hasta que desprendan un agradable aroma.
2. Añade las cebolletas y rehoga a fuego bajo unos minutos, hasta que estén transparentes.
3. Incorpora las lentejas Coral, el jengibre, el agua, las zanahorias, el laurel y la sal marina y rehoga 3-4 minutos más, a fuego medio, removiendo para que las lentejas no se quemen.
4. Cubre con el agua o el caldo de verduras y hierve a fuego bajo durante unos 20 minutos. Puedes añadir más líquido en función de tus preferencias.
5. Aparta la cazuela del fuego y retira el laurel.
6. Tritura hasta conseguir una textura homogénea.
7. Una vez en el plato, espolvorea con el pimentón y el perejil o el cilantro.

SOPA DE GARBANZOS Y REMOLACHA

Ingredientes

- 1 cs de ACVEE
- 1 puerro finamente laminado, incluida la parte verde tierna
- 2 dientes de ajo picados
- 200 g de garbanzos cocidos
- 100 g de remolacha cocida
- 1 cc de tomillo seco

- Agua o caldo de verduras en cantidad suficiente hasta conseguir la textura deseada
- Sal marina
- 1 pizca de pimienta negra molida
- 4 cs de nueces
- 1 cs de perejil picado
- Semillas de sésamo tostado para espolvorear

Preparación

1. Calienta el ACVEE en una cazuela y rehoga el puerro y los ajos, hasta que el puerro esté transparente.
2. Añade los garbanzos, la remolacha, el tomillo, el agua y sal marina al gusto. Hierve 4-5 minutos.
3. Retira la olla del fuego, añade la pimienta, las nueces y el perejil y tritura hasta conseguir la textura deseada. Si es necesario, puedes añadir más agua o caldo de verduras.
4. Puedes servir esta sopa caliente o fría, espolvoreada con sésamo tostado.

SOPA DE TOMATE Y ALBAHACA

Ingredientes

- 2 cs de ACVEE
- 1 cp de semillas de mostaza
- 1 cc de semillas de hinojo o comino
- 2 dientes de ajo laminados
- 1 cp de jengibre rallado
- 1 guindilla (opcional, si te gusta con un toque picante)

- 1 cebolla morada finamente picada
- 1 puerro laminado, incluida la parte verde tierna
- 1 pimiento verde pequeño cortado a dados
- 1 kg de tomates maduros cortados a cuartos (no es necesario pelarlos, pero puedes escaldarlos y quitarles la piel, si lo prefieres)
- 1 hoja de laurel
- 1 cc de tomillo seco
- 1 litro de agua o caldo de verduras
- 1 cp de pimentón dulce
- 1 pizca de pimienta negra molida
- 1 puñado de hojas de albahaca fresca
- Sal de hierbas o Himalaya
- Cebollino picado para espolvorear

Preparación

1. Calienta el ACVEE en una cazuela y dora ligeramente las semillas de mostaza e hinojo o comino, los ajos, el jengibre y la guindilla, si la utilizas.
2. Añade la cebolla, el puerro y el pimiento verde. Rehoga, con la cazuela tapada, hasta que la cebolla y el puerro estén transparentes.
3. Incorpora los tomates, el laurel, el tomillo y el agua o caldo de verduras. Hierve unos 25 minutos.
4. Retira la olla del fuego. Añade el pimentón, la pimienta negra, la albahaca y la sal. Tritura hasta conseguir una textura homogénea. Si es necesario rectifica de líquido y condimentos.
5. Sirve la sopa bien caliente espolvoreada con cebollino.

PLATOS PRINCIPALES Y GUARNICIONES

Salteado de calabacín y puerros

Ingredientes

- 1 cs de ACVEE
- 1 cc de semillas de mostaza
- 1 calabacín grande cortado a dados
- 1 puerro, incluida la parte verde tierna
- Gomasio (sal de sésamo) para espolvorear

Preparación

1. Calienta el ACVEE en una cazuela, junto con las semillas de mostaza.
2. Cuando las semillas estén ligeramente doradas, añade las verduras.
3. Saltea a fuego fuerte hasta que estén al dente.
4. Espolvorea con gomasio y sirve el plato caliente.

Nota: Con las sobras, puedes preparar una deliciosa sopa. Tan sólo tienes que añadir agua, calentar, triturar y, una vez en el plato, dar a tu sopa un toque extra de gomasio.

COLIFLOR CON ESPECIAS Y HORTALIZAS

Ingredientes

- 1 cs de ACVEE
- ¼ de cc de comino en grano
- ¼ de cc de mostaza en grano
- 1 puerro finamente laminado, incluida la parte verde tierna
- 1 coliflor cortada a flores
- 1 tira de apio finamente picado
- 1 pimiento rojo cortado a dados
- 1 patata pelada y troceada
- 1 cp de curry
- 1 pizca de pimienta negra molida
- Agua o caldo de verduras para cubrir
- Sal de hierbas, semillas de chía y ajo y perejil picados para espolvorear

Preparación

1. Calienta el ACVEE en una cazuela y dora las semillas de comino y mostaza.
2. Añade el puerro y rehoga hasta que esté transparente.
3. Incorpora la coliflor, el apio, el pimiento rojo, la patata, el curry y la pimienta negra. Rehoga un par de minutos.
4. Cubre con agua o caldo de verduras y cuece a fuego medio, con la cazuela tapada, hasta que la patata y la coliflor estén tiernas.
5. Una vez en el plato, adereza con sal de hierbas, chía y ajo y perejil picados.

ESCALDADO DE COL, PUERROS Y CINTAS DE ZANAHORIA

Ingredientes

- 250 g de col cortada a tiras finas
- 2 puerros laminados (incluida la parte verde tierna)
- 1 zanahoria cortada a cintas con el pelador
- 1 cp de ACVEE
- Sal de hierbas
- 4 o 5 nueces troceadas para espolvorear

Preparación

1. Lleva 1 litro de agua a ebullición.
2. Cuando hierva, escalda la col y los puerros 1-2 minutos. En los últimos segundos añade la zanahoria.
3. Escurre y aliña con el ACVEE, la sal de hierbas y las nueces (como las verduras están calientes, el ACVEE se derretirá).

Nota: Con el agua sobrante puedes cocinar un cereal, preparar una sopa, etc.

Brócoli horneado

Ingredientes

- 1 brócoli lavado y cortado a flores pequeñas (reserva los troncos para preparar una crema)
- 2 cs de ACVEE derretido
- 3 ajos picados
- 1 pizca de pimienta negra molida
- ½ cc de pimentón dulce
- ½ cc de cúrcuma en polvo
- 1 cp de orégano
- 1 cp de hierbas provenzales
- Sal marina
- 1 limón pequeño (el zumo)

Preparación

1. Coloca las flores de brócoli en una ensaladera.
2. Mezcla el ACVEE con el resto de ingredientes y mezcla con el brócoli, hasta que quede bien impregnado del aliño.
3. Distribuye las flores de brócoli en una bandeja y hornea a 180 ºC durante unos 20 minutos o hasta que el brócoli esté tierno.

CURRY DE VERDURAS

Ingredientes

- 2 cs de ACVEE
- 1 cc de semillas de comino
- 1 cebolla morada finamente picada
- 1 tomate maduro cortado a dados
- 1 taza de flores de brócoli o coliflor
- ½ taza de judías verdes cortadas a tiras finas
- 1 zanahoria cortada a dados
- 50 g de guisantes frescos o congelados
- ½ taza de pimiento rojo y verde mezclados
- 1 cp de curry en polvo
- Sal marina y pimienta negra molida al gusto
- Agua o caldo de verduras

Preparación

1. Calienta el ACVEE en una cazuela con tapa.
2. Dora ligeramente el comino.
3. Incorpora la cebolla y el tomate y rehoga durante unos minutos, hasta que la cebolla esté transparente.
4. Incorpora el resto de verduras y especias y cubre con agua o caldo de verduras.
5. Cocina hasta que las verduras estén tiernas.
6. Sirve el curry espolvoreado con coco rallado.
7. Acompaña este plato con arroz Basmati integral o *chapatis* y una ensalada de hojas verdes y germinados.

Preparación del arroz Basmati integral

1. Lava el arroz en un colador de malla fina. Ponlo en una cazuela con tapa (1 parte de arroz x 2 de agua a temperatura ambiente).
2. Tapa y lleva a ebullición. Hierve 2-3 minutos a fuego fuerte y seguidamente a fuego bajo, hasta que el arroz se haya bebido toda el agua (aproximadamente 30 minutos). Si es necesario, puedes añadir un poco más de agua durante la cocción.
3. Una vez fuera del fuego, dejar reposar tapado 5-10 minutos más.

CURRY DE TOFU

Ingredientes

- 1 cs de ACVEE
- 250 g de tofu cortado a dados (natural, finas hierbas, con algas...). Puedes escaldarlo previamente en agua hirviendo durante 1 minuto
- 1 cebolla morada finamente picada
- 1 pimiento rojo pequeño cortado a dados
- 1 zanahoria cortada a dados
- 4 ajos tiernos laminados, incluida la parte verde
- 1 cs de jengibre pelado y rallado
- 1 guindilla
- 2 cp de curry en polvo
- 1 pizca de pimienta negra molida
- 4 tomates maduros triturados con piel o rallados

- 4 espárragos trigueros cortados en trozos de 1 cm
- 200 ml de leche de coco ecológica
- Sal marina
- Perejil o cilantro fresco picado para espolvorear

Preparación

1. Calienta el ACVEE en una cazuela y dora los dados de tofu. Retira con ayuda de una espátula y reserva.
2. Rehoga la cebolla, el pimiento, la zanahoria, los ajos, el jengibre y la guindilla, hasta que la cebolla esté transparente.
3. Añade el curry, la pimienta negra, el tomate triturado o rallado y los espárragos. Rehoga 5 minutos.
4. Incorpora la leche de coco y el tofu reservado. Cocina a fuego bajo durante 5 minutos. Si es necesario rectifica de sal y especias.
5. Sirve el curry espolvoreado con perejil o cilantro fresco. Acompáñalo de arroz Basmati integral (pág. 145), quinoa (pág. 152) o mijo (pág. 155) y una ensalada de hojas de mostaza.

Nota: Si comes proteína animal, puedes preparar también el curry con trozos de tu pescado favorito (pesca extractiva).

TORTILLA DE CEBOLLA Y TOMATE

Ingredientes

- 1 cs de ACVEE
- 1 cebolleta tierna finamente picada, incluida la parte verde
- 2 huevos ecológicos batidos
- 1 tomate maduro cortado a dados
- 1 diente de ajo picado
- 1 cp de perejil o cilantro fresco picados
- Sal marina
- 1 pizca de pimienta negra molida
- ¼ de cc de cúrcuma en polvo

Preparación

1. Calienta el ACVEE en una sartén y rehoga la cebolla 4-5 minutos.
2. Mezcla la cebolla en un bol con los huevos y el resto de ingredientes.
3. Vierte la mezcla en la sartén y, una vez se haya cocinado por un lado, dale la vuelta y deja que el huevo cuaje por el otro lado.
4. Sirve con una ensalada de berros, aguacate y *choucroute*.

POTAJE DE GARBANZOS
CON VERDURAS Y DULSE

Ingredientes

- 2 cs de ACVEE
- 1 guindilla
- 1 cc de semillas de mostaza
- 1 cc semillas de comino
- 1 cc de garam masala (mezcla de especias que puedes comprar preparada)
- 2 cebolletas tiernas, incluida la parte verde
- 2 dientes de ajo laminados
- 1 cp de jengibre pelado y rallado
- 400 g de garbanzos cocidos
- 1 cp de curry
- Sal marina y pimienta negra al gusto
- 5-6 hojas de col kale, col china o col repollo, cortada a tira finas
- 1 cs de alga dulse
- Perejil o cilantro fresco picado y sésamo para espolvorear

Preparación

1. Calienta el ACVEE en la una cazuela y dora la guindilla y las semillas de mostaza y comino.
2. Añade el garam masala, las cebolletas, los ajos y el jengibre. Rehoga unos minutos, hasta que las cebolletas estén transparentes.
3. Incorpora los garbanzos, el curry, la sal marina, la pimienta, la col y el alga dulse.

4. Cubre con agua y hierve a fuego suave unos 10 minutos.
5. Sirve el potaje caliente, espolvoreado con perejil o cilantro fresco picado y semillas de sésamo.

Nota: Puedes acompañar el potaje con *chapati* o arroz Basmati integral (pág. 145) y con un zumo verde o ensalada variada.

GUISO DE SEITÁN Y CHAMPIÑONES

Ingredientes

- 1 paquete de seitán de espelta de 250 g cortado en lonchas finas
- Harina de garbanzo
- ACVEE para dorar el seitán

Para la salsa

- 1 cs de ACVEE
- 2 cebolletas tiernas finamente laminadas, incluida la parte verde
- 2-3 ajos tiernos laminados, incluida la parte verde
- 1 cs de perejil picado
- ½ bulbo de hinojo picado o 2 ramas de apio laminadas
- 250 g de tomates maduros cortados a cuartos
- 1 zanahoria grande o 100 g de calabaza cortada a dados pequeños
- 200 g de champiñones limpios y laminados
- 1 hoja de laurel

- ½ litro de agua o caldo vegetal
- 1 cs de Genmai-Miso
- 1 pizca de pimienta negra molida

Preparación

1. Pasa las lonchas de seitán por la harina de garbanzo y fríelas en ACVEE hasta que estén doradas y crujientes.
2. Escúrrelas en papel absorbente y resérvalas en una cazuela.

Salsa

1. Calienta el ACVEE en una cazuela. Rehoga las cebolletas, los ajos, el perejil y el hinojo o el apio, hasta que las cebolletas estén transparentes.
2. Añade los tomates, la zanahoria o la calabaza y los champiñones y rehoga durante 4-5 minutos a fuego bajo, con la cazuela tapada y removiendo a menudo para que las verduras no se quemen.
3. Incorpora el laurel y el agua o el caldo vegetal. Hierve durante unos 15 minutos.
4. Retira la hoja de laurel, añade una pizca de pimienta negra, tritura la salsa y viértela por encima del seitán.
5. Cuece todo a fuego lento unos 5 minutos más. Si es necesario puedes añadir más agua o caldo de verduras.
6. Diluye el Genmai-Miso en un poquito de salsa o agua caliente (el miso no debe hervir). Incorpóralo a la cazue-

la, mezcla y sirve caliente como plato principal, acompañado de verduras al vapor y ensalada de rúcula y germinados.

Salteado de tempeh marinado

Ingredientes

- ACVEE para saltear el tempeh
- 1 bloque de tempeh fresco previamente hervido 10 minutos y cortado a dados una vez escurrido
- Sal marina
- Pimienta negra molida
- Curry en polvo
- 1 cc de jengibre fresco rallado
- 1 lima o limón pequeños (el zumo)
- Huevo ecológico batido para rebozar los dados de tempeh (opcional)

Preparación

1. Coloca el tempeh en un bol y marínalo durante 30 minutos con el resto de ingredientes.
2. Saltéalo en abundante ACVEE caliente. Opcionalmente, puedes rebozarlo previamente en huevo batido.
3. Sírvelo con verduras de temporada al vapor y con una abundante ensalada de canónigos y cintas de zanahoria cortadas con el pelador.

Nota: Si comes proteína animal, puedes preparar este mismo plato con pollo ecológico, deshuesado y cortado a dados. Acompáñalo del salteado de calabacín y puerros (pág. 140) y de una ensalada de berros y germinados.

Quinoa con verde de espinacas

Ingredientes

- 100 g de quinoa
- 200 ml de agua o caldo de verduras
- 2 cs de ACVEE
- 2 semillas de cardamomo
- 1 cc de semillas de hinojo
- 1 puerro finamente laminado, incluida la parte verde tierna
- 100 g de calabaza cortada a dados
- Una pizca de pimienta negra en polvo
- 1 cc de cúrcuma en polvo
- 1 cc de curry en polvo
- 1 cs de piñones
- Sal marina

Verde de espinacas

- 50 ml de leche de coco
- 4-5 hojas de espinacas frescas, lavadas y secas
- 1 cs de hojas de perejil fresco picado
- 1 diente de ajo picado
- Sal marina o sal de hierbas

Preparación

1. Lava la quinoa con un colador de malla fina.
2. Ponla en una olla con tapa, junto con el agua o el caldo de verduras y una pizca de sal marina. Hierve con la olla tapada durante unos 15 minutos a fuego bajo o hasta que el grano se haya abierto. Reserva.
3. Calienta el aceite en una cazuela con tapa. Dora las semillas de cardamomo e hinojo.
4. Añade el puerro y, cuando esté transparente, la calabaza y el resto de especias.
5. Rehoga con la cazuela tapada y removiendo a menudo, hasta que la calabaza esté tierna. Si es necesario, puedes añadir 2 cs de agua para facilitar la cocción.
6. Mezcla con la quinoa y los piñones y reserva.
7. Calienta la leche de coco, retírala del fuego y tritúrala junto con las espinacas, el perejil, el ajo y la sal marina.
8. Sirve la quinoa con el «verde de espinacas» como acompañamiento.

BASMATI INTEGRAL BIRYANI

Ingredientes

- 2 cs de ACVEE
- 3 semillas de cardamomo
- ½ cc de semillas de comino
- 1 clavo de olor
- 3 dientes de ajo picados
- 1 cs de jengibre pelado rallado

- 1 guindilla
- 1 cebolla roja finamente picada
- 150 ml de agua
- 300 g de calabacín, zanahoria, pimiento rojo, espárragos trigueros…, cortados a dados
- 5-6 flores de brócoli
- 1 tomate maduro troceado
- 1 hoja de laurel
- 1 cc de cúrcuma
- 1 cc de curry
- 1 pizca de pimienta negra molida
- Sal marina
- 1 yogur de cabra o de oveja (si no tomas proteína animal, puedes sustituirlo por 125 ml de leche de coco ecológica)
- Un manojo de hojas de cilantro o perejil picado
- ½ limón (el zumo)
- 250 g de arroz Basmati integral cocido (pág. 145)

Preparación

1. Calienta el ACVEE en una cazuela. Dora las semillas de cardamomo, comino y el clavo.
2. Añade los ajos, el jengibre y la guindilla. Dóralos ligeramente.
3. Incorpora la cebolla y rehógala hasta que esté transparente.
4. Añade el agua, la mezcla de verduras, el brócoli, el tomate, el laurel, la cúrcuma, el curry, la pimienta negra y la sal marina. Cocina durante unos 10 minutos, a fuego bajo y con la cazuela tapada.

5. Agrega el yogur y prosigue la cocción durante un par de minutos más.

6. Adereza con el zumo de limón y las hojas de cilantro o perejil y mezcla con el arroz Basmati. Sirve el plato caliente.

Nota: Si tienes arroz cocinado en la nevera, puedes calentarlo previamente en un cazo añadiendo 1 cs de agua para que no se queme.

RATATOUILLE CON MIJO

Ingredientes

- 2 cs de ACVEE
- 1 cebolla grande finamente picada
- 1 puerro finamente laminado, incluida la parte verde tierna
- 2 dientes de ajo laminados
- 1 berenjena con piel, cortada a dados
- 1 calabacín con piel, cortado a dados
- 1 pimiento rojo cortado a dados
- 1 pimiento verde cortado a dados
- 2 zanahorias cortadas a rodajas finas
- 2 tomates maduros cortados a dados
- Sal marina
- Pimienta negra molida
- 200 g de mijo
- 400-450 ml de agua o caldo de verduras

Preparación

1. Calienta el ACVEE en una cazuela y rehoga la cebolla, el puerro, los ajos y la berenjena, hasta que la cebolla y el puerro estén transparentes.
2. Añade el resto de verduras y una pizca de sal marina.
3. Cocina a fuego bajo y con la cazuela tapada, removiendo a menudo para que las verduras no se quemen, hasta que estén tiernas. Si es necesario, puedes añadir 1 o 2 cs de agua para facilitar la cocción.
4. Mientras preparas el mijo:
5. Lávalo en un colador de malla fina para eliminar impurezas.
6. Tuéstalo ligeramente en una sartén sin aceite hasta que desprenda un ligero aroma a nuez.
7. Ponlo en una olla con el agua o caldo de verduras y una pizca de sal marina. Hierve a fuego bajo y con la olla tapada, durante unos 20 minutos, hasta que se haya bebido todo el líquido.
8. Transcurrido el tiempo, retira la olla del fuego y déjalo reposar tapado 5-10 minutos más.
9. Sirve un flan de mijo con el *ratatouille* como acompañamiento, junto con una ensalada de mezcla de hojas de lechuga, *choucroute*, germinados y pipas de calabaza lavadas y tostadas a fuego bajo en una sartén sin aceite.

PEQUEÑOS PLACERES SALUDABLES

BOMBONES CON CACAO

Ingredientes

- 100 ml de ACVEE
- 3 cs de cacao crudo en polvo
- ½ cc de canela molida
- 1 pizca de sal marina
- 1 cs de sirope de agave, miel cruda o azúcar de coco ecológicos (opcional si deseas dar un toque extra de dulzor)
- Frambruesas o arándanos frescos como relleno de cada bombón

Preparación

1. Derrite el ACVEE en un cazo a fuego bajo (en verano no será necesario).
2. Mézclalo con el resto de ingredientes, a excepción de las frambuesas o arándanos.
3. Pon una frambuesa o un arándano en el interior de cada molde para bombones y rellena con la mezcla (también puedes utilizar moldes para cubitos de hielo).
5. Refrigera hasta que los bombones hayan cogido cuerpo (unos 30 minutos).
6. Desmóldalos y consérvalos en un recipiente hermético o bote de cristal en la nevera.

Bizcocho con frutas desecadas

Ingredientes

- 3 huevos ecológicos
- 100 ml de ACVEE derretido
- 1 yogur natural de cabra o oveja (también puedes utilizar yogur vegetal)
- 200-250 g de mezcla frutas desecadas (dátiles, pasas, higos, orejones, etc.)
- 170 g de harina integral de kamut o espelta
- Ralladura de piel de limón
- ½ sobre de levadura
- Una pizca de sal marina
- Sésamo para la cobertura

Preparación

1. Bate los huevos un par de minutos para que queden esponjosos.
2. Añade el ACVEE, el yogur y las frutas desecadas y tritura hasta obtener una mezcla homogénea (las frutas desecadas deben quedar bien trituradas, porque realizan la función del azúcar).
3. Incorpora la harina, la levadura, la ralladura de limón y la sal marina. Mezcla con una espátula (este paso generalmente debe realizarse manualmente, porque esta masa es bastante densa).
4. Unta un molde de corona con un poco de ACVEE y esparce las semillas de sésamo por el fondo y las paredes.

5. Rellena el molde con la mezcla y hornéalo, con el horno precalentado a 180 °C, durante unos 35 minutos aproximadamente (en función del tipo de horno).

6. Transcurrido el tiempo, pincha el bizcocho con un palillo. Si sale seco, el bizcocho estará listo.

7. Retira el bizcocho del horno. Déjalo enfriar unos 5-10 minutos y desmóldalo.

CRUJIENTES DE ARROZ HINCHADO, COCO Y SEMILLAS

Ingredientes

- 2 cs de semillas de calabaza
- 4 cs de pipas de girasol
- 2 cs de semillas de chía
- 2 cs de sésamo
- 1 cs de piñones
- 4-5 cs de arroz hinchado bien colmadas
- 1 cs ACVEE
- 1 cs de pasas
- 4 cs de coco rallado
- 4 cs de melaza de cereal (arroz, trigo, cebada)…

Preparación

1. Lava las semillas de calabaza y girasol bajo el grifo en un colador de malla fina.

2. Tuéstalas ligeramente en una sartén sin aceite, hasta que las semillas de calabaza empiecen a hincharse y desprendan un agradable aroma.

3. Incorpora la chía, el sésamo, los piñones y el arroz hinchado. Tuesta ligeramente removiendo a menudo y con la sartén tapada, para evitar que las semillas salten.

4. Baja el fuego al mínimo. Agrega el ACVEE y mezcla hasta que se derrita.

5. Incorpora el resto de ingredientes y remueve hasta que la mezcla quede bien ligada.

6. Extiende sobre un papel de horno y, con las manos ligeramente húmedas, dale forma de rectángulo de unos 15 x 20 cm.

7. Deja enfriar para que tome cuerpo y corta los crujientes en forma de barritas o cuadrados, con un cuchillo dentado.

BOCADITOS DE COCO RALLADO Y MANGO

Ingredientes

- 50 g de coco rallado
- 50 ml de ACVEE derretido
- 1 mango maduro pequeño chafado o triturado
- 1 cc de extracto de vainilla
- Una pizca de sal marina

Preparación

1. Tuesta ligeramente, a fuego bajo, el coco rallado en una sartén, hasta que desprenda un delicioso aroma.
2. Mezcla el ACVEE con el mango, el extracto de vainilla y la sal marina.
3. Añade el coco rallado y remueve con una espátula para ligar todos los ingredientes.
4. Coloca la mezcla en moldes pequeños (puedes utilizar los moldes para cubitos).
5. Refrigera hasta que los bocaditos hayan tomado cuerpo. Desmóldalos y resérvalos en la nevera.

TRUFAS DE NUECES Y ARÁNDANOS

Ingredientes

- 100 g de arándanos deshidratados
- 50 g de nueces
- ½ cc de jengibre pelado y rallado
- 1 pellizco de canela en polvo
- 1 cc de piel de limón o mandarina rallada
- Un pellizco de sal marina
- Un hilo de miel cruda ecológica
- 1 cp de ACVEE
- Coco rallado para rebozar las trufas

Preparación

1. Tritura todos los ingredientes en un robot de cocina, hasta obtener una mezcla homogénea.
2. Forma pequeñas bolas con las manos.
3. Rebózalas con coco rallado y sírvelas acompañadas de tu infusión preferida.

TORTITAS DE PLÁTANO

Ingredientes

- 1 plátano maduro, pelado y chafado con ayuda de un tenedor
- 2 huevos ecológicos
- 1 cp de ACVEE

Preparación

1. Bate los huevos en un bol.
2. Agrega el puré de plátano y mezcla hasta obtener una pasta.
3. Calienta el ACVEE en una sartén pequeña.
4. Forma una tortita fina.
5. Dórala primero por un lado y después dale la vuelta.
6. Sirve las tortitas con crema de frutos secos, frambuesas o arándanos.

CREMOSO DE FRUTOS ROJOS

Ingredientes

- 100 ml de leche de coco ecológica (espesa)
- 1 cp de ACVEE
- 50 g de frambuesas frescas

Preparación

Tritura todos los ingredientes juntos y... ¡ disfruta!

Nota: Personalmente me encanta sin ningún tipo de edulcorante, pero si te apetece puedes añadir un hilo de miel cruda ecológica, azúcar de coco o sirope de agave.

FONDUE DE CHOCOLATE NEGRO Y FRUTA FRESCA

Ingredientes

- 1 cs de ACVEE
- 2 tazas de chocolate negro troceado (mínimo 70 % cacao)
- Fruta fresca de la estación: manzana cortada en medias lunas, plátano a rodajas, fresones...

Preparación

1. Derrite el ACVEE y el chocolate al baño María. Si la mezcla es demasiado espesa, puedes añadir un poco más de ACVEE.
2. Pon el chocolate en un bol y baña la fruta pinchada en un palo de brocheta en la mezcla.

DELICIAS DE ALMENDRA

Ingredientes

- ¼ de taza de aceite de coco derretido
- 1 taza de almendras tostadas, peladas y molidas
- 1 cs de azúcar de coco o sirope de agave (opcional)
- 1 cc de extracto natural de vainilla
- Un pellizco de sal marina

Preparación

1. Mezcla todos los ingredientes.
2. Llena moldes para bombones o utiliza las cubiteras para enmoldar tus delicias.
3. Refrigera hasta que el aceite de coco se haya solidificado.
4. Desmolda y consérvalas en la nevera dentro de un bote de cristal, y ¡consúmelas cuando tengas un antojo!

TABLA DE EQUIVALENCIAS

UNIDADES DE PESO

Gramos	1 g	100 g	1 kg
Libras	0,00220462 lb	0,2 lb	2,2 lb
Onzas	0,0353 oz	3,5 oz	35,273 oz

EQUIVALENCIAS DE LÍQUIDOS

Líquidos			Secos		
Taza	Mililitros	Onzas	Taza	Cucharada	Cucharadita
1	237 ml	8 oz	1	16	48
½	118 ml	4 oz	½	8	24
¼	59 ml	2 oz	¼	4	12

EQUIVALENCIAS DE TEMPERATURA

Farenheit	Celsius	Fuego
250	120	Bajo
350	180	Moderado
400	200	Caliente
450	230	Muy Caliente

Para convertir grados Farenheit a grados Celsius: Resta 32, luego multiplica por 5 y divide por 9.

Para convertir grados Celsius a grados Farenheit: Multiplica por 9, luego divide por 5, y después suma 32.

BIBLIOGRAFÍA

INTRODUCCIÓN

Asian and Pacific Coconut Comunity, www.apccsec.org

Bee F. Gunn *et al.*, Independent Origins of Cultivated Coconut (Cocos nucifera L.) in the Old World Tropics, *PLos One*, 2011; 6(6):e21143.

Breast Cancer Fund, www.breastcancerfund.org

DebMandal M., Mandal S., Coconut (Cocos nucifera L.: Arecaceae): in health promotion and disease prevention, *Asian Pac J Trop Med*, 2011; 4(3):241-247.

CAPÍTULOS I y II

Agroforestry, www.agroforestry.org

Coconut Research Center, www.coconutresearchcenter.org

Lizano M., Guía técnica del cultivo del coco. Programa Nacional de Frutas de El Salvador, www.bio-nica.info/biblioteca/LizanoGuiaTecnicaCoco.pdf

CAPÍTULO III

Alan B. Feranil *et al.*, Coconut oil predicts a beneficial lipid profile in pre-menopausal women in the Philippines, *Asia Pac J Clin Nutr.*, 2011; 20(2):190-195.

Alzheimer's Association, www.alz.org

167

American Cancer Society, www.cancer.org

ANNIE L. CULVER *et al.*, Statin Use and Risk of Diabetes Mellitus in Postmenopausal Women in the Women's Health Initiative, *Jama International Medicine*, 2012; vol. 172, n.º 2.

AOYAMA T., NOSAKA N., KASAI M., Research on the nutritional characteristics of medium-chain fatty acids, *J Med Invest*, 2007; 54(3-4):385-388.

ARUNIMA S., RAJAMOHAN T., Influence of virgin coconut oil-enriched diet on the transcriptional regulation of fatty acid synthesis and oxidation in rats – A comparative study, *Br J Nutr.*, 2014; May 28;111(10):1782-1790.

ASSUNÇAO M. L. *et al.*, Effects of dietary coconut oil on the biochemical and anthropometric profiles of women presenting abdominal obesity, *Lipids,* 2009; 44(7):593-601.

BABU A. S., VELUSWAMY S. K., ARENA R., GUAZZI M., LAVIE C. J., Virgin coconut oil and its potential cardioprotective effects, *Postgrad Med*, 2014; Nov;126(7):76-83.

BALLARD C. *et al.*, Alzheimer's disease, *Lancet*, 2011; 37:1019-1031.

BURNS, C. M. *et al.*, Higher serum glucose levels are associated with cerebral hypometabolism in Alzheimer regions, *Neurology,* 2013; 80:1557-1564.

CARDOSO D. A., MOREIRA A. S., DE OLIVEIRA G. M., RAGGIO LUIZ R., ROSA G., Coconut extra virgin oil-rich diet increases HDL colesterol and decreases waist circumference and body mass in coronary artery disease patients, *Nutr Hosp 1,* 2015; 32(5):2144-2152.

CARL E. STAFSTROM, JONG M., Rho. The Ketogenic Diet as a Treatment Paradigm for Diverse Neurological Disorders, *Front Pharmacol*, 2012; 3:59.

CARPO B. G., VERALLO-ROWELL V. M., KABARA J., Novel antibacterial activity of monolaurin compared with conventional antibiotics against organisms from skin infections: an in vitro study, *J Drugs Dermatol*, 2007; 6(10):991-998.

CLEGG M. E., GOLSORKHI M., HENRY C. J., Combined medium-chain triglyceride and chilli feeding increases diet-induced thermogenesis in normal-weight humans, *Eur J Nutr*, 2013; 52(6):1579-1585.

Coconut Oil and Ketones, www.coconutketones.com

COLAGIURI Ruth, SI THU WIN TIN, Diabetes en Nauru: el precio de la riqueza económica y la occidentalización. *Diabetes Voice*, 2009; vol. 53, n.º 1.

CONRADO S. DAYRIT, Coconut oil: Atherogenic or Not? (What therefore causes Atherosclerosis?), *Philippine Journal. Cardiology*, 2003; vol. 31, Number (3):97-104.

CRANE, P. K. *et al.*, Glucose levels and risk of dementia, *N Engl J Med*, 2013; 369, 540-548.

FAUSER J. K., MATTHEWS G. M., CUMMINS A. G., HOWARTH G. S., Induction of apoptosis by the medium-chain length fatty acid lauric acid in colon cancer cells due to induction of oxidative stress, *Chemotherapy*, 2013; 59(3):214-224.

FERANIL A. B., DUAZO P. L., KUZAWA C. W., ADAIR L. S., Coconut oil is associated with a beneficial lipid profile in pre-menopausal women in the Philippines, *Asia Pac J Clin Nutr*, 2011; 20(2):190-195.

FERNANDO W. M, MARTINS I. J., GOOZEE K. G., BRENNAN C. S., JAYASENA V., MARTINS R. N., The role of dietary coconut for the prevention and treatment of Alzheimer's disease: potential mechanisms of action, *Br J Nutr*, 2015; 14;114(1):1-14.

GERRY K. SCHWALFENBERG, The Alkaline Diet: Is There Evidence That an Alkaline pH Diet Benefits Health?, *J Environ Public Health*, 2012; 2012:727630.

GILDA SAPPHIRE Erguiza, ARNEL GERALD Jiao, RELEY, Michelle, SHELESH Ragaza, The effect of virgin coconut oil supplementation for community-acquired pneumonia in children aged 3 to 60 months admitted at the philippine children's medical center: A single blinded randomized controlled tria, *Chest*, 2008; 134(4_MeetingAbstracts): p139001.

GRUNDY S. M., Statins for all?, *AM J Cardiol*, 2014; 1;114(9): 1443-1446.

GUDMUNDUR BERGSSON, *et al.*, In Vitro Killing of Candida albicans by Fatty Acids and Monoglycerides, *Antimicrobial Agents and Chemotherapy*, 2001; vol. 45, n.º 11: 3209-3212.

HAN J. *et al.*, Medium-chain oil reduces fat mass and downregulates expression of adipogenic genes in rats, *Obes Res*, 2003; 11(6):734-744.

HAN J. R. *et al.*, Effects of dietary medium-chain triglyceride on weight loss and insulin sensitivity in a group of moderately overweight free-living type 2 diabetic Chinese subjects, *Metabolism*, 2007; 56(7):985-991.

HAYATULLINA Z. *et al.*, Virgin coconut oil supplementation prevents bone loss in osteoporosis rat model, *Evid Based Complement Alternat Med.*, 2012; 2012:237236.

HILMARSSON H., TRAUSTASON B. S., KRISTMUNDSDÓTTIR T., THORMAR H., Virucidal activities of medium – and long-chain fatty alcohols and lipids against. Respiratory syncytial virus and parainfluenza virus type 2: comparison at different pH levels, *Arch Virol*, 2007; 152(12):2225-2236.

HOYER S., Brain glucose and energy metabolism abnormalities in sporadic Alzheimer disease. Causes and consequences: an update, *Exp Gerontol*, 2000; 35(9-10):1363-1372.

HU YANG I. *et al.*, [Coconut oil: non-alternative drug treatment against Alzheimer's disease], *Nutr Hosp*, 2015;1;32 (6):2822-2827.

Intahphuak S., Khonsung P., Panthong A., Anti-inflammatory, analgesic, and antipyretic activities of virgin coconut oil, *Pharm Biol*, 2010; 48(2):151-157.

International Diabetes Federation. 7th edition of the Diabetes Atlas, 2015, www.diabetesatlas.org

James E. Galvin, Optimizing diagnosis and management in mild-to-moderate Alzheimer's disease, *Neurodegener Dis Manag.*, 2012; 2(3):291-304.

K. G. Nevin, Rajamohan T., Influence of virgin coconut oil on blood coagulation factors, lipid levels and LDL oxidation in cholesterol fed Sprague-Dawley rats, Elsevier, European Society for Clinical Nutrition and Metabolism, 2007; 1751-4991/S.

Kamalaldin N. A., Sulaiman S. A., Seeni A., Yahaya B. H., Virgin Coconut oil (VCO) Inhibits Cell Growth Via Apoptosis on Lung Cancer Cell Lines, *The Open Conference Proceedings Journal*, 2013; 4:290.

Keys, Ancel, *Seven Countries Study. A multivariate Analysis of Death and Coronary Heart Disease*, Cambridge, MA; Harvard University Press, 1980; 1-381.

Kirsten L., Johansen M. D., Increased Diabetes Mellitus Risk With Statin Use. Comment on «Statin Use and Risk of Diabetes Mellitus in Postmenopausal Women in the Women's Health Initiative», *Arch Intern Med*, 2012; 172 (2):152.

Kochikuzhyil B. M., Devi K., Fattepur S. R., Effect of saturated fatty acid-rich dietary vegetable oils on lipid profile, antioxidant enzymes and glucose tolerance in diabetic rats, *Indian J Pharmacol*, 2010; Jun;42(3):142-145.

Kono H., Fujii H., Ishii K., Hosomura N., Ogiku M., Dietary medium-chain triglycerides prevent chemically induced experimental colitis in rats, *Transl Res*, 2010; 155 (3):131-141.

LAW K. S. *et al.*, The effects of virgin coconut oil (VCO) as supplementation on quality of life (QOL) among breast cancer patients, *Lipids Health Dis*, 2014; 13:139.

LEMIEUX H., BULTEAU A. L., FRIGUET B., TARDIF J. C., BLIER P. U., Dietary fatty acids and oxidative stress in the heart mitochondria, *Mitochondrion*, 2011; Jan;11(1):97-103.

LIM, F. P. K., *et al.*, Cytotoxic activity of the phenolic extract of virgin coconut oil on human hepatocarcinoma cells (HepG2), *International Food Research Journal*, 2014; 21(2):729-733.

LINDEBERG S., LUNCH B., Apparent absence of stroke and ischaemic heart disease in a traditional Melanesian island: a clinical study in Kitava, *J Intern Med*, 1993; 233(3):269-275.

LINU P. BABY, NEEMA JOHNSON *et al.*, Surprising natural treatment for Alzheimer's disease: coconut oil, *International Journal of Current Multidisciplinary Studies* (IJCMS), 2015; vol. 1(2):74-81.

LIUA K. M., LEE Y. Y., CHEN C. K., RASOOL A. H., An open-label pilot study to assess the efficacy and safety of virgin coconut oil in reducing visceral adiposity, *ISRN Pharmacol*, 2011; 949686.

MACHILL, G. F. Jr., Fuel Metabolism in Starvation, *Annual Reviews in Nutrition*, 2006; 26:1-22.

MACIEJ GASIOR, MICHAEL A. ROGAWSKI, ADAM L. HARTMAN, Neuroprotective and disease-modifying effects of the ketogenic diet, *Behav Pharmacol*, 2006; 17(5-6):431-439.

MARINA, A. M., *et al.*, Antioxidant capacity and phenolic acids of virgin coconut oil, *International Journal of Food Sciences and Nutrition (Impact Factor: 1.21)*, 2009; 60 Suppl 2(2):114-123.

MAROON J. C., SEYFRIED T. N., MAROON J. C., DONOHUE J. P., BOST J., The role of metabobic therapy in treating glioblastoma multiforme, *Surg Neurol Int*, 2015; 6:61.

MATTSON M. P., *et al.*, Meal frequency and timing in health and disease, *Proc Natl Acad Sci* USA, 2014; 111(47):16647-16653.

MIELKE, M. M., *et al.* High total cholesterol levels in late life associated with a reduced risk of dementia, *Neurology*, 2005; 64:1689-1695.

MÜLLER H., LINDMAN A. S., BLOMFELDT A., SELJEFLOT I., PEDERSEN J. L., A diet rich in coconut oil reduces diurnal postprandial variations in circulating tissue plasminogen activator antigen and fasting lipoprotein (a) compared with a diet rich in unsaturated fat in women, *J Nutr*, 2003; Nov;133(11):3422-3427.

NAGAO K., YANAGITA T., Medium-chain fatty acids; functional lipids for the prevention and treatment of the metabolic syndrome, *Pharmacol Res*, 2010; 61(3):208-212.

NEVIN K. G., RAJAMOHAN T., Beneficial effects of virgin coconut oil on lipid parameters and in vitro LDL oxidation, *Clin Biochem*, 2004; 37(9):830-835.

NEYTS J., KRISTMUNDSDOTTIR T., DE CLERCQ E., THORMAR H., Hydrogels containing monocaprin prevent intravaginal and intracutaneous infections with HSV-2 in mice: impact on the search for vaginal microbicides, *J Med Virol*, 2000; 61:107-110.

NINOMIYA K., HAYAMA K., ISHIJIMA S., TAKAHASHI M., KURIHARA J., ABE S., [Effects of inhibitory activity on mycelial growth of Candida albicans and therapy for murine oral candidiasis by the combined use of terpinen-4-ol and a middle-chain fatty acid, capric acid], *Yakugaku Zasshi*, 2013; 133(1):133-140.

OGBOLU D. O., ONI A. A., DAINI O. A., OLOKO A. P., In vitro antimicrobial properties of coconut oil on Candida species in Ibadan, Nigeria, *J Med Food*, 2007; 10(2):384-387.

OOYAMA K. *et al.*, Combined intervention of medium-chain triacylglycerol diet and exercise reduces body fat mass and enhances energy expenditure in rats, *J Nutr Sci Vitaminol* (Tokyo), 2008; 54(2):136-141.

OOYAMA K., KOJIMA K., AOYAMA T., TAKEUCHI H., Decrease of food intake in rats after ingestion of medium-chain triacylglycerol, *J Nutr Sci Vitaminol* (Tokyo), 2009; 55(5):423-427.

Organización Mundial de la Salud (OMS), www.who.int

Otto C. *et al.* Growth of human gastric cancer cells in nude mice is delayed by a ketogenic diet supplemented with omega-3 fatty acids and medium-chain triglycerides, *BMC Cancer*, 2008; 30;8:122.

PAGE K. A. *et al.*, Medium-chain fatty acids improve cognitive function in intensively treated type 1 diabetic patients and support in vitro synaptic transmission during acute hypoglycemia, *Diabetes*, 2009; 58(5):1237-1244.

PAPAMANDJARIS A. A., WHITE M. D., RAEINI-SARIAZ M., JONES P. J., Endogenous fat oxidation during medium chain versus long chain triglyceride feeding in healthy women, *Int J Obes Realt Metab Disord*, 2000; 24(9):1158-1166.

PATTY W. SIRI-TARINO, QI SUN, FRANK B. HU, RONALD M. KRAUSS, Meta-analysis of prospective cohort studies evaluating the association of saturated fat with cardiovascular disease, *Am J Clin Nutr*, 2010; 91(3):535-546.

PRIOR, I. A. *et al.*, Cholesterol, coconuts, and diet on Polynesian atolls: a natural experiment: the Pukapuka and

Tokelau island studies, *Am J Clin Nutr*,1981; 34(8):1552-1561.

RAINER J. Klement, Ulrike KÄMMERER, Is there a role for carbohydrate restriction in the treatment and prevention of cancer?, *Nutr Metab* (Lond), 2011; 8:75.

SEYFRIED N. T. *et al.*, Role of glucose and ketone bodies in the metabolic control of experimental brain cancer, *Br J Cancer*, 2003; 6;89(7):1375-1382.

SEYFRIED T. N., FLORES R. E., D'AGOSTINO D. P., Cancer as a metabolic disease: implications for novel therapeutics, *Carcinogenesis*, 2014; 35(3):515-527.

SKULASON S., HOLBROOK W. P., THORMAR H., GUNNARS-SON G. B., KRISTMUNDSDOTTIR T., A study of the clinical activity of a gel combining monocaprin and doxycycline: a novel treatment for herpes labialis, *J Oral Pathol Med*, 2012; 41(1):61-67.

ST-ONGE *et al.* Medium-chain triglycerides increase energy expenditure and decrease adiposity in overweight men, *Obes Res*, 2003; 11(3):395-402.

ST-ONGE M-P, JONES P. J. H., Physiological effects of medium chain triglycerides: potential agents in the prevention of obesity, *J Nutr*, 2002; 132:329-332.

STAFFORD P. *et al.,* The ketogenic diet reverses gene expression patterns and reduces reactive oxygen species levels when used as an adjuvant therapy for glioma, *Nutr Metab* (Lond), 2010; 10:7:74.

STEPHANIE SENEFF, APOE-4: The Clue to Why Low Fat Diet and Statins may Cause Alzheimer's, 2009, www.people.csail.mit.edu/seneff/alzheimers_statins.html

STRANDBERG K. L. *et al.*, Glycerol monolaurate inhibits Candida and Gardnerella vaginalis in vitro and in vivo but not Lactobacillus, *Antimicrob Agents Chemother,* 2010; 54 (2):597-601.

SUN C. Q., O'CONNOR C. J., ROBERTON A.M., Antibacterial actions of fatty acids and monoglycerides against Helicobacter pylori, *FEMS Immunol Med Microbiol,* 2003; 15;36(1-2):9-17.

SUZANNE M. DE LA MONTE, JACK R. WANDS, Alzheimer's Disease Is Type 3 Diabetes-Evidence Reviewed, *J Diabetes Sci Technol,* 2008; Nov; 2(6):1101-1113.

TAKAHASHI M., INOUE S., HAYAMA K., NINOMIYA K., ABE S., Inhibition of Candida mycelia growth by a medium chain fatty acids, capric acid in vitro and its therapeutic efficacy in murine oral candidiasis, *Medical Mycology Journal,* 2012; 53(4):255-261.

TANCHOCO C. C *et al.,* Diet supplemented with MCT oil in the management of childhood diarrea, *Asia Pac J Clin Nutr,* 2007; 16(2):286-292.

The International Network of Cholesterol Skeptics, www.thincs.org

THORGEIRSDÓTTIR T.O., KRISTMUNDSDÓTTIR T., THORMAR H., AXELSDÓTTIR I., HOLBROOK W.P., Antimicrobial activity of monocaprin: a monoglyceride with potential use as a denture disinfectant, *Acta Odontol Scand,* 2006; 64(1): 21-26.

VEECH R. L. *et al.,* Ketone bodies, potential therapeutic uses, *IUBMB Life,* 2001; vol. 51 n.º 4, 241-247.

VERALLO-ROWELL V. M., DILLAGUE K. M., SYAH-TJUNDAWAN B.S., Novel antibacterial and emollient effects of coconut and virgin olive oils in adult atopic dermatitis, *Dermatitis,* 2008; 19(6):308-315.

VYSAKH A. *et al.,* Polyphenolics isolated from virgin coconut oil inhibits adjuvant induced arthritis in rats through antioxidant and anti-inflammatory action, *Int Immunophar-macol*, 2014; 20(1):124-130.

WANKE C. A., PLESKOW D., DEGIROLAMI P. C., LAMBL B. B., MERKEL K., AKRABAWI S., A medium chain triglyce-ride-based diet in patients with HIV and chronic diarrea reduces diarrea and malabsorption: a prospective, contro-lled trial, *Nutrition*, 1996; 12(11-12):766-771.

WEIN S., WOLFFRAM S., SCHEREZENMEIR J., GASPERIKOVÁ D., KLIMES I., SEBÖKOVÁ E., Medium-chain fatty acids ameliorate insulin resistance caused by high-fat diets in rats, *Diabetes Metab Res Rev.*, 2009; 25(2):185-194.

World Health Organization. Regional Office for the Western Pacific. Diet, food supply and obesity in the Pacific, 2003.

YINGHUA LIU *et al.*, A good response to oil with medium- and long-chain fatty acids in body fat and blood lipid pro-files of male hypertriglyceridemic subjects, *Asia Pac J Clin Nutr*, 2009; 18(3):351.

ZHAO W. *et al.* Caprylic triglyceride as a novel therapeutic approach to effectively improve the performance and atte-nuate the symptoms due to the motor neuron loss in ALS disease, *PlosS One*, 2012; 7(11):e49191.

ZIMMET P., TAFT P., GUINEA A., GUTHRIE W., THOMA K., The high prevalence of diabetes mellitus on a Central Pa-cific Island, Diabetologia, 1977; 13:111-115.

CAPÍTULO IV

ABANSES J. C., ARIMA S., RUBIN B. K., Vicks VapoRub in-duces mucin secretion, decreases ciliary beat frequency, and increases tracheal mucus transport in the ferret tra-chea, Chest 2009; 135(1):143-148.

ABHINAV SINGH, BHARATHI PUROHIT, Tooth brushing, oil pulling and tissue regeneration: A review of holistic approaches to oral Health, *J Ayurveda Integr Med.*, 2011; Apr-Jun; 2(2): 64-68.

Allied Market Research, www.alliedmarketresearch.com

ANANTHAPADMANABHAN K. P. *et al.*, Cleansing without compromise: the impact of cleansers on the skin barrier and the technology of mild cleansing, *Dermatol Ther*, 2004; 17 Supple 1:16-25.

ASOKAN S., *et al.* Effect of oil pulling on halitosis and microorganisms causing halitosis: a randomized controlled pilot trial, 2011; Apr-Jun;29(2):90-94.

ASOKAN S. *et al.*, Effect of oil pulling on Streptococcus mutans count in plaque and saliva using Dentocult SM Strip mutans test: a randomized, controlled, triple-blind study, *J Indian Soc Pedod Prev Dent*, 2008; 26(1):12-17.

ASOKAN S., EMMADI P., CHAMUNDESWARI R., Effect of oil pulling on plaque induced gingivitis: a randomized, controlled, triple-blind study, *Indian J Dent Res*, 2009; 20(1): 47-51.

BLANCO-DÁVILA F., Beauty and the body: the origins of cosmetics, *Plast Reconstr Surg* 2000; Mar;105(3):1196-1204.

BURGESS I. F., BRUNTON E. R., BURGESS N.A., Clinical trial showing superiority of a coconut and anise spray over permethrin 0.43 % lotion for head louse infestation, IS-RCTN 96469780, *Eur J Pediatr*, 2010; 169(1):55-62.

BUTLER WALKER *et al.* Organochlorine levels in maternal and umbilical cord blood plasma in Arctic Canada, *Sci. Total Environ*, 2003; 20: 27-52.

CALAFAT A.M., WONG L.Y., YE X., REIDY J., NEEDHAM LL, Concentrations of the sunscreen agent benzophenone-3 in residents of the United States: National Health and Nutrition Examination Survey 2003-2004, *Environ Health Perspect*, 2008; 116(7):893-897.

Centers for Disease, Control and Prevention, www.cdc.gov

CHEN, Recent Evidence Regarding Triclosan and Cancer Risk, *Int J Environ Res Public Health*, 2014; Feb; 11(2): 2209-2217.

CORAZZA M. *et al.*, Surfactants, skin cleansing protagonists, *J Eur Acad Dermatol Venereol*, 2010; Jan;24(1):1-6.

DARBRE P. D., ALIGARRAH A., MILER W. R., *et al.* Concentrations of parabens in human breast tumours, *J Appl Toxicol*, 2004; 24:5-13.

DARBRE P. D., HARVEY P. W., Paraben esters: review of recent studies of endocrine toxicity, absorption, esterase and human exposure, and discussion of potential human health risks, *J Appl Toxicol*, 2008; 28(5):561-578.

DARBRE P. D., *Aluminium, antiperspirants and breast cancer*, *J Inorg Biochem*, 2005; 99(9):1912-1919.

DURAI ANAND T. *et al.,* Effect of oil-pulling on dental caries causing bacteria. PG Department of Microbiology, V. H. N. S. N. College, Virudhunagar, 2008; 626 001, India.

FAIZAL C. *et al.*, Effect of coconut oil in plaque related gingivitis – A preliminary report, *Niger Med J*, 2015; 56(2): 143-147.

GANCEVICIENE R. *et al.* Skin anti-aging strategies, *Dermatoendrocrinol*, 2012; 4(3): 308-319.

GOMEZ E., PILLON A., FENET H., ROSAIN D., DUCHESNE M. J. NICOLAS J. C., *et al.*, Estrogenic activity of cosmetic components in reporter cell lines: parabens, UV screens, and musks, *Journal of Toxicology and Environmental Health*, 2005; 68(4): 239-251.

HAUSER R., *et al.* DNA damage in human sperm is related to urinary levels of phthalate monoester and oxidative metabolites, *Human Reproduction*, 2007; 22(3):688-695.

179

IONESCU J. G. *et al.* Increased levels of transition metals in breast cancer tissue, *Neuro Endocrinology Letters*, 2006; 27 Suppl 1: 36-39.

LATORRE N., SILVESTRE J. F., MONTEAGUDO A. F., Revisión. Dermatitis de contacto alérgica por formaldehído y liberadores de formaldehído, *Actas Dermosifiliogr.*, 2011; 102(2):86-97.

MATTHEW J., ZIRWAS M. D., SARAH A., Stechschulte. Moisturizer Allergy. Diagnosis and Management, *Clin Aesthet Dermatol*, 2008; 1(4):38-44.

NAKATSUJI T. *et al.* Antimicrobial property of lauric acid against Propionibacterium acnes: its therapeutic potential for inflammatory acne vulgaris, *J Invest Dermatol*, 2009; 129(10): 2480-2488.

PEDERSEN S., MARRA F., NICOLI S., SANTI P., In vitro skin permeation and retention of parabens from cosmetic formulations, *Int J Cosmet Sci*, 2007; 29(5):361-367.

Reglamento (CE) n.º 1223/2009 del Parlamento Europeo y del Consejo de 30 de noviembre de 2009, www.boe.es/doue/2009/342/L00059-00209.pdf

RELE A. S., MOHILE R. B., Effect of mineral oil, sunflower oil, and coconut oil on prevention of hair damage, *J Cosmet Sci*, 2003; 54(2):175-192.

RIVAS A., GRANADA A., JIMÉNEZ M., OLEA F., OLEA N., Exposición humana a disruptores endocrinos. Ecosistemas, *Revista Científica de Ecología y Medio ambiente*, 2004; vol. 13, n.º 3.

RUETSCH S. B., KAMATH Y. K., RELE A. S., MOHILE R. B., Secondary ion mass spectrometric investigation of penetration of coconut and mineral oils into human hair fibers: relevance to hair damage, *J Cosmet Sci*, 2001; 52(3):169-184.

Safe Cosmetics Org 'Campaign for save cosmetics', www.safecosmetics.org

SKULASON S. *et al.*, A study of the clinical activity of a gel combining monocaprin and doxycycline: a novel treatment for herpes labialis, *J Oral Pathol Med*, 2012; 41(1):61-67.

SUSAN M. DUTY *et al.*, The relationship between environmental exposures to phthalates and DNA damage in human sperm using the neutral comet assay, *Environ Health Perspect*, 2003; Jul; 111(9):1164-1169.

SWAN S. H., MAIN K. M., LIU F., STEWART S. L., KRUSE R., CALAFAT A. M., *et al.*, Decrease in anogenital distance among male infants with prenatal phthalate exposure, *Environmental Health Perspect*, 2005; 113(8):1056-1061.

LAKSHMI T., RAJENDRAN R., VIDYA KRISHNAN. Perspectives of oil pulling therapy in dental practice, *Dental Hypotheses*, 2013; vol. 4, issue 4, page:131-134.

TING W., *et al.*, Tanning bed exposure increases the risk of malignant melanoma, *Int J Dermatol*, 2007; Dec; 46(12): 1253-1257.

VERALLO-ROWELL, DILLAGUE K. M., SHAH-TJUNDAWAN B. S., Novel antibacterial and emollient effects of coconut and virgin olive oils in adult atopic dermatitis, *Dermatitis*, 2008; 19(6):308-315.

YANG D *et al.* The antimicrobial activity of liposomal lauric acids against Propionibacterium acnes, *Biomaterials*, 2009; 30(30):6035-6040.

YAUCHER N. E., FISH J. T., SMITH H. W., WELLS J. A., Propylene glycol-associated renal toxicity from lorazepam infusion, *Pharmacotherapy*, 2003; 23(9):1094-1099.

ÍNDICE